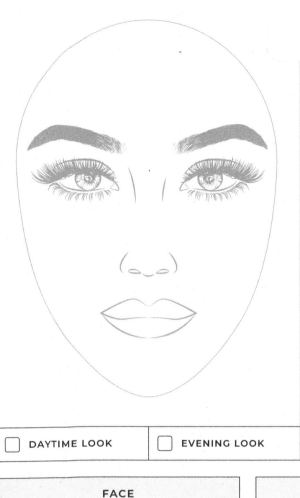

CLIENT
EVENT
DATE
DURATION

DAYTIME LOOK	EVENING LOOK

DIFFICULTY				
1	2	3	4	5
EFFORT				
1	2	3	4	5
PRICE / COSTS				
1	2	3	4	5

FACE
•
•
•
•

EYES
•
•
•
•

LIPS
•
•
•

CHEEKS
•
•
•

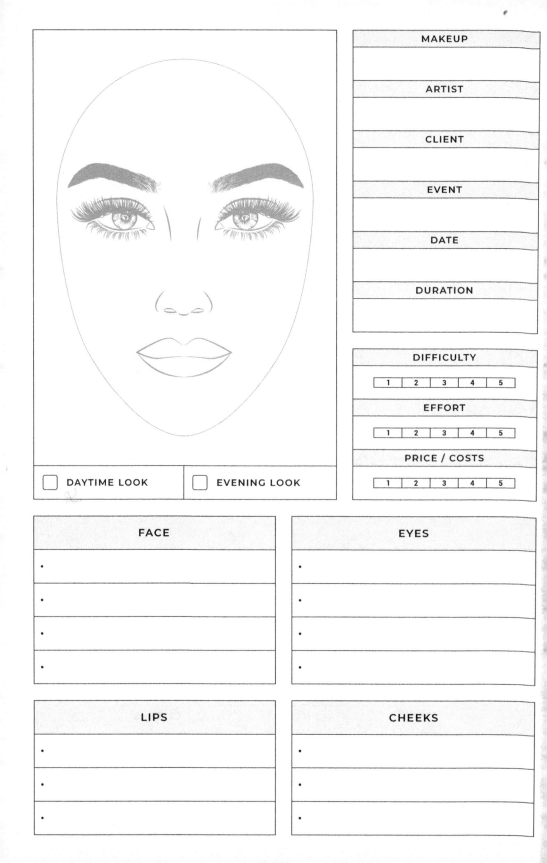

MAKEUP

ARTIST

CLIENT

EVENT

DATE

DURATION

DIFFICULTY

1	2	3	4	5

EFFORT

1	2	3	4	5

PRICE / COSTS

1	2	3	4	5

☐ DAYTIME LOOK   ☐ EVENING LOOK

FACE

-
-
-
-

EYES

-
-
-
-

LIPS

-
-
-

CHEEKS

-
-
-

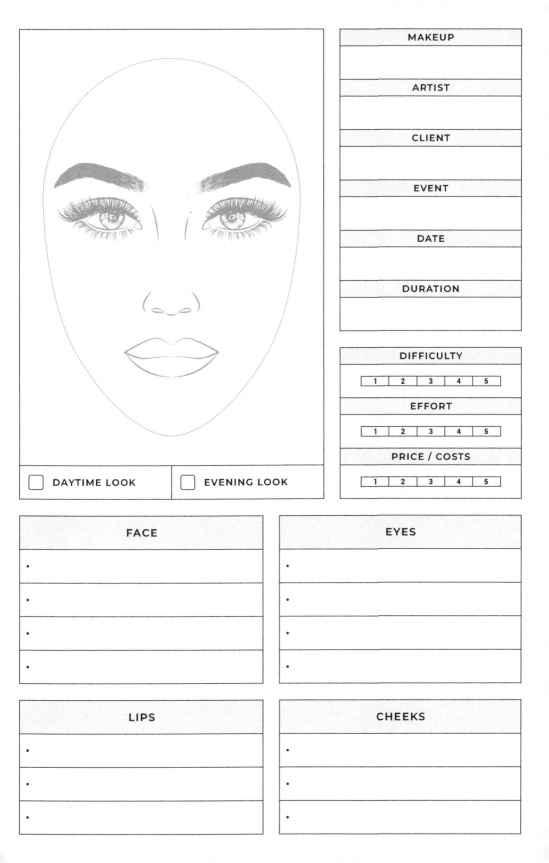

MAKEUP

ARTIST

CLIENT

EVENT

DATE

DURATION

☐ DAYTIME LOOK ☐ EVENING LOOK

DIFFICULTY				
1	2	3	4	5

EFFORT				
1	2	3	4	5

PRICE / COSTS				
1	2	3	4	5

FACE

-
-
-
-

EYES

-
-
-
-

LIPS

-
-
-

CHEEKS

-
-
-

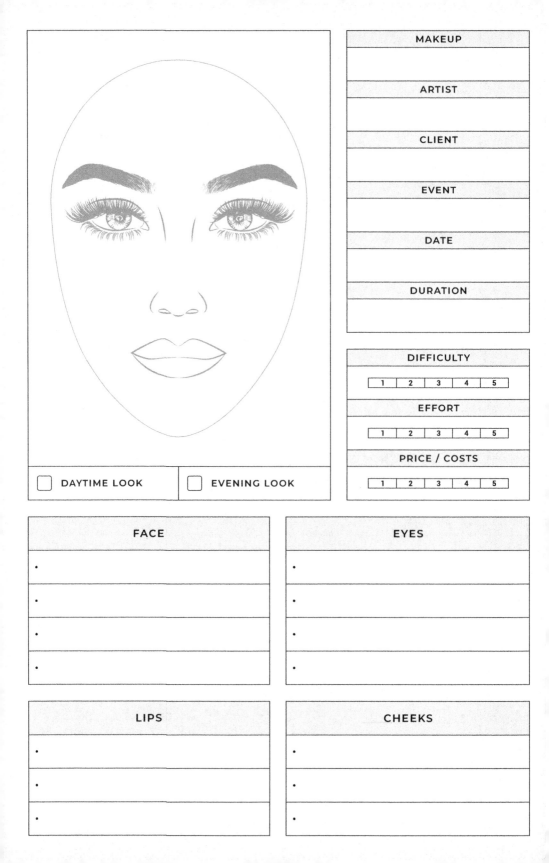

MAKEUP

ARTIST

CLIENT

EVENT

DATE

DURATION

☐ DAYTIME LOOK   ☐ EVENING LOOK

DIFFICULTY				
1	2	3	4	5

EFFORT				
1	2	3	4	5

PRICE / COSTS				
1	2	3	4	5

FACE
-
-
-
-

EYES
-
-
-
-

LIPS
-
-
-

CHEEKS
-
-
-

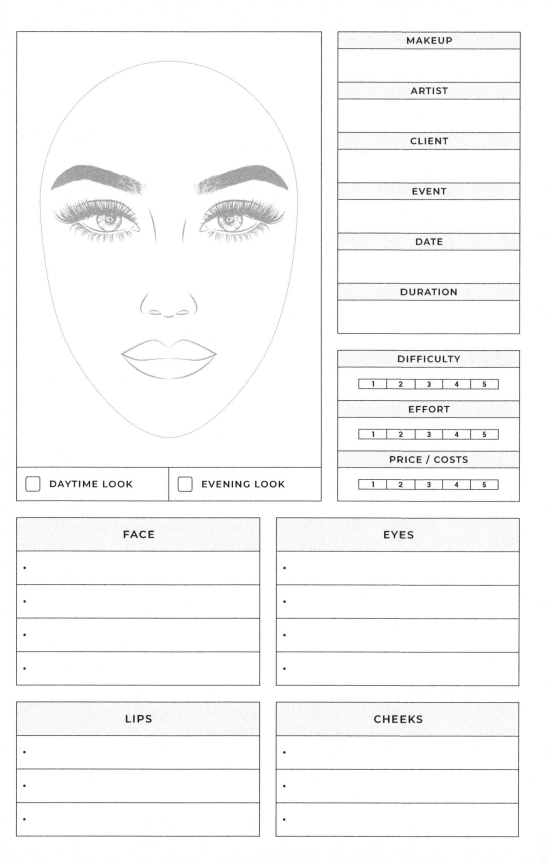

MAKEUP

ARTIST

CLIENT

EVENT

DATE

DURATION

DIFFICULTY				
1	2	3	4	5

EFFORT				
1	2	3	4	5

PRICE / COSTS				
1	2	3	4	5

☐ DAYTIME LOOK   ☐ EVENING LOOK

FACE
-
-
-
-

EYES
-
-
-
-

LIPS
-
-
-

CHEEKS
-
-
-

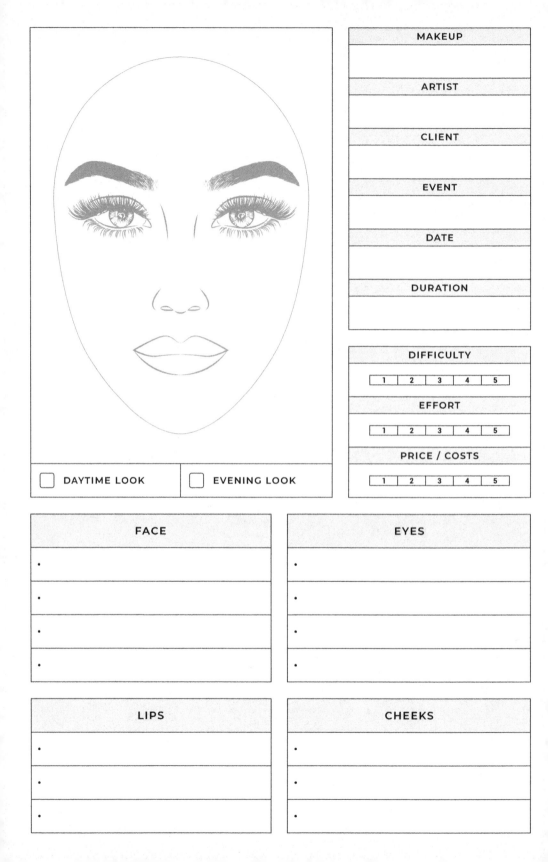

MAKEUP
ARTIST
CLIENT
EVENT
DATE
DURATION

DIFFICULTY				
1	2	3	4	5
EFFORT				
1	2	3	4	5
PRICE / COSTS				
1	2	3	4	5

☐ DAYTIME LOOK   ☐ EVENING LOOK

FACE
•
•
•
•

EYES
•
•
•
•

LIPS
•
•
•

CHEEKS
•
•
•

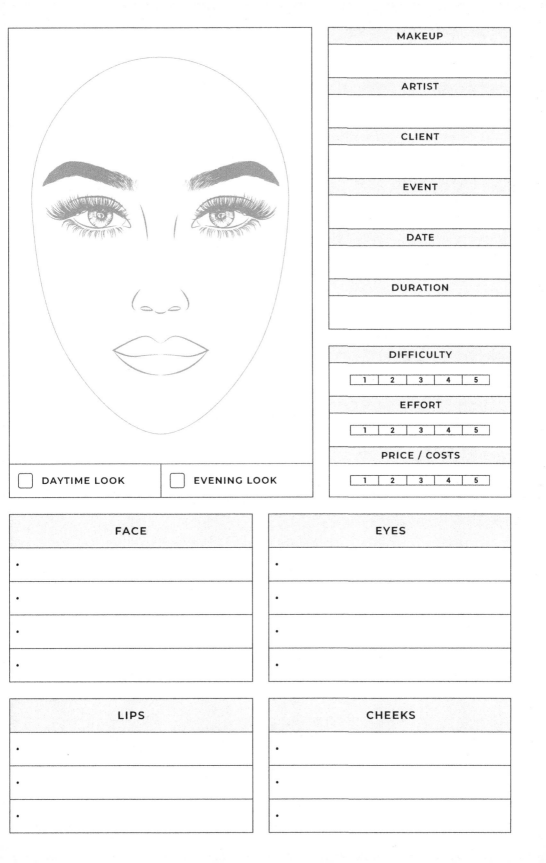

MAKEUP

ARTIST

CLIENT

EVENT

DATE

DURATION

DIFFICULTY

| 1 | 2 | 3 | 4 | 5 |

EFFORT

| 1 | 2 | 3 | 4 | 5 |

PRICE / COSTS

| 1 | 2 | 3 | 4 | 5 |

☐ DAYTIME LOOK   ☐ EVENING LOOK

FACE

-
-
-
-

EYES

-
-
-
-

LIPS

-
-
-

CHEEKS

-
-
-

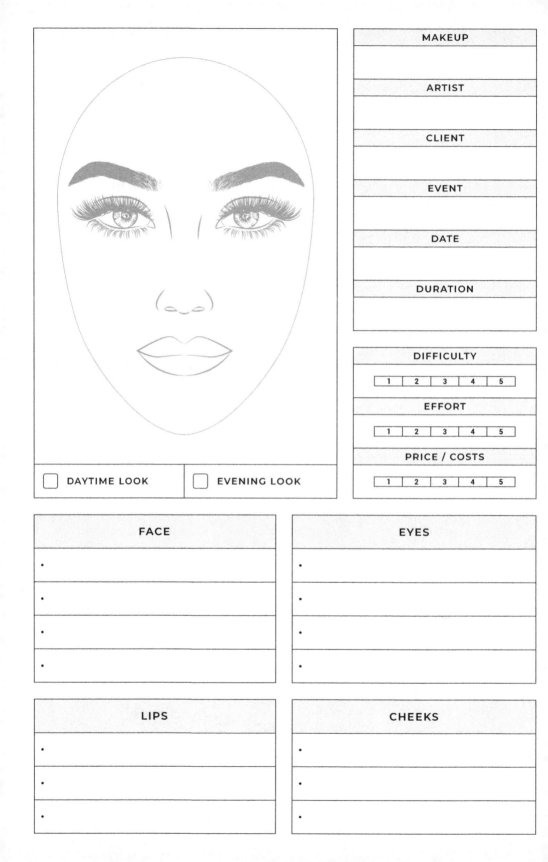

MAKEUP

ARTIST

CLIENT

EVENT

DATE

DURATION

DIFFICULTY				
1	2	3	4	5

EFFORT				
1	2	3	4	5

PRICE / COSTS				
1	2	3	4	5

☐ DAYTIME LOOK   ☐ EVENING LOOK

FACE
-
-
-
-

EYES
-
-
-
-

LIPS
-
-
-

CHEEKS
-
-
-

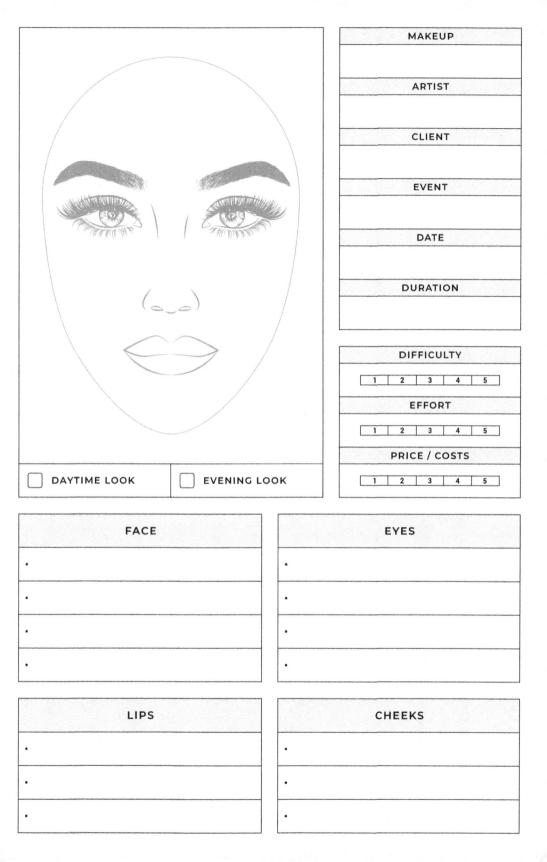

MAKEUP
ARTIST
CLIENT
EVENT
DATE
DURATION

☐ DAYTIME LOOK   ☐ EVENING LOOK

DIFFICULTY				
1	2	3	4	5
EFFORT				
1	2	3	4	5
PRICE / COSTS				
1	2	3	4	5

FACE
-
-
-
-

EYES
-
-
-
-

LIPS
-
-
-

CHEEKS
-
-
-

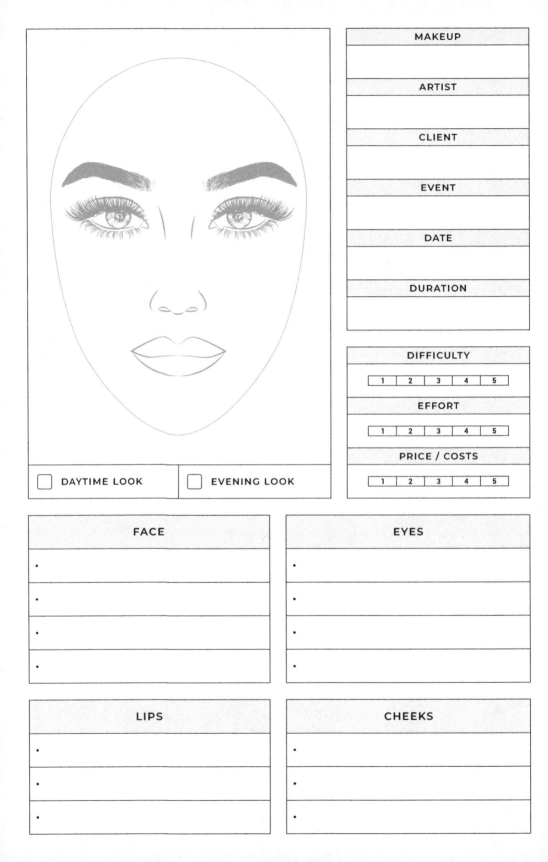

MAKEUP
ARTIST
CLIENT
EVENT
DATE
DURATION

DIFFICULTY				
1	2	3	4	5
EFFORT				
1	2	3	4	5
PRICE / COSTS				
1	2	3	4	5

☐ DAYTIME LOOK   ☐ EVENING LOOK

FACE
•
•
•
•

EYES
•
•
•
•

LIPS
•
•
•

CHEEKS
•
•
•

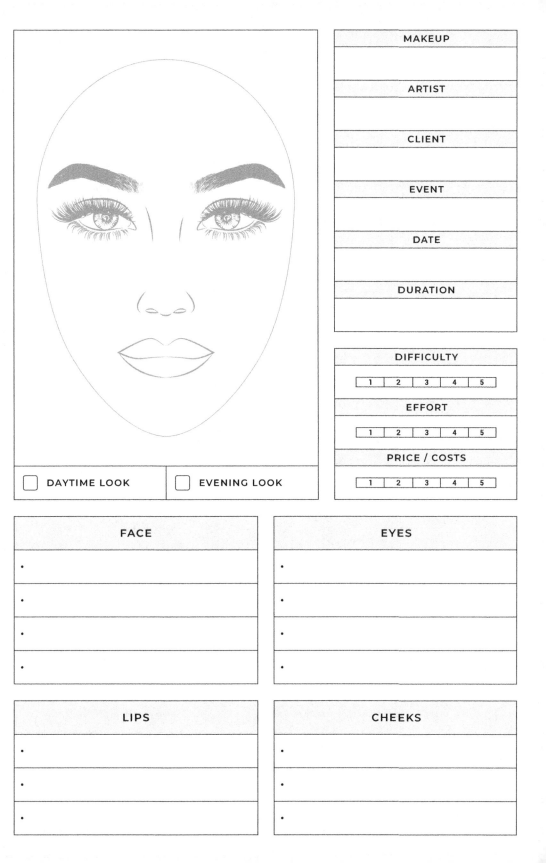

MAKEUP

ARTIST

CLIENT

EVENT

DATE

DURATION

DIFFICULTY

1	2	3	4	5

EFFORT

1	2	3	4	5

PRICE / COSTS

1	2	3	4	5

⬜ DAYTIME LOOK   ⬜ EVENING LOOK

FACE

-
-
-
-

EYES

-
-
-
-

LIPS

-
-
-

CHEEKS

-
-
-

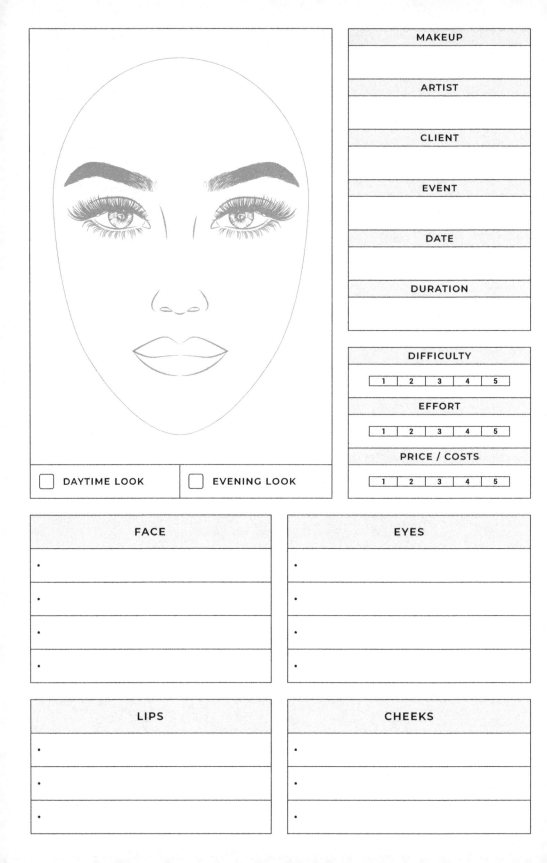

MAKEUP

ARTIST

CLIENT

EVENT

DATE

DURATION

DIFFICULTY				
1	2	3	4	5

EFFORT				
1	2	3	4	5

PRICE / COSTS				
1	2	3	4	5

☐ DAYTIME LOOK   ☐ EVENING LOOK

FACE
•
•
•
•

EYES
•
•
•
•

LIPS
•
•
•

CHEEKS
•
•
•

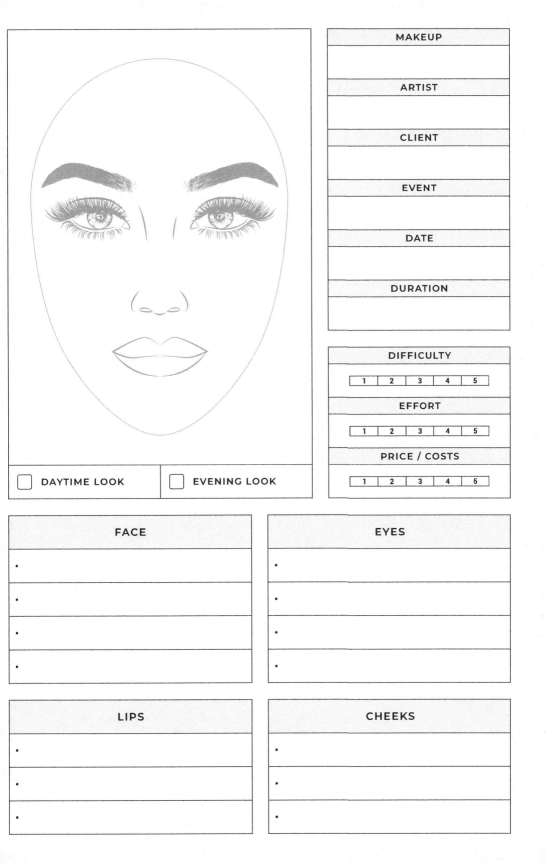

MAKEUP

ARTIST

CLIENT

EVENT

DATE

DURATION

DIFFICULTY				
1	2	3	4	5

EFFORT				
1	2	3	4	5

PRICE / COSTS				
1	2	3	4	5

☐ DAYTIME LOOK   ☐ EVENING LOOK

FACE
-
-
-
-

EYES
-
-
-
-

LIPS
-
-
-

CHEEKS
-
-
-

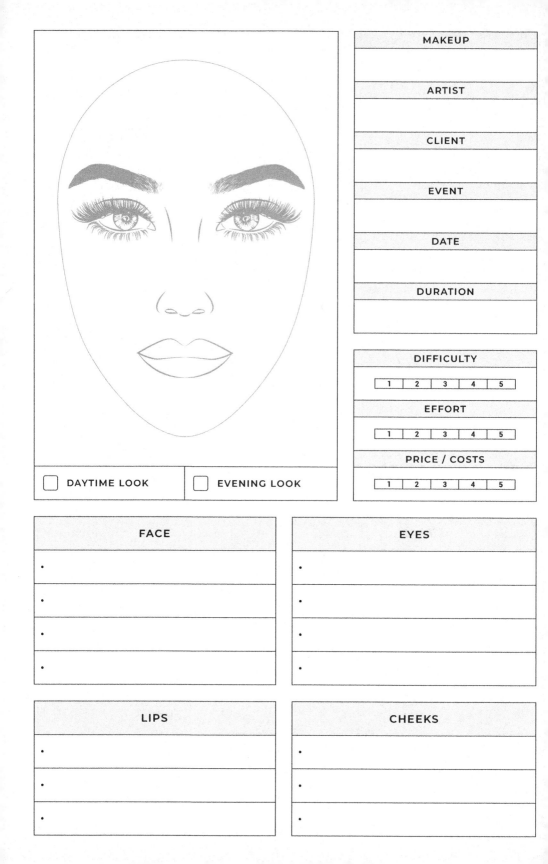

MAKEUP
ARTIST
CLIENT
EVENT
DATE
DURATION

☐ DAYTIME LOOK   ☐ EVENING LOOK

DIFFICULTY				
1	2	3	4	5

EFFORT				
1	2	3	4	5

PRICE / COSTS				
1	2	3	4	5

FACE
•
•
•
•

EYES
•
•
•
•

LIPS
•
•
•

CHEEKS
•
•
•

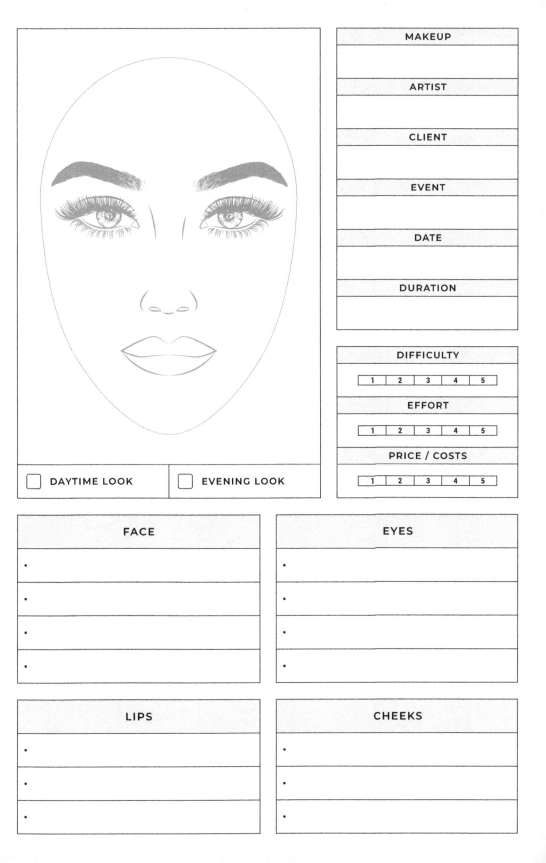

MAKEUP

ARTIST

CLIENT

EVENT

DATE

DURATION

☐ DAYTIME LOOK   ☐ EVENING LOOK

DIFFICULTY				
1	2	3	4	5
EFFORT				
1	2	3	4	5
PRICE / COSTS				
1	2	3	4	5

FACE
-
-
-
-

EYES
-
-
-
-

LIPS
-
-
-

CHEEKS
-
-
-

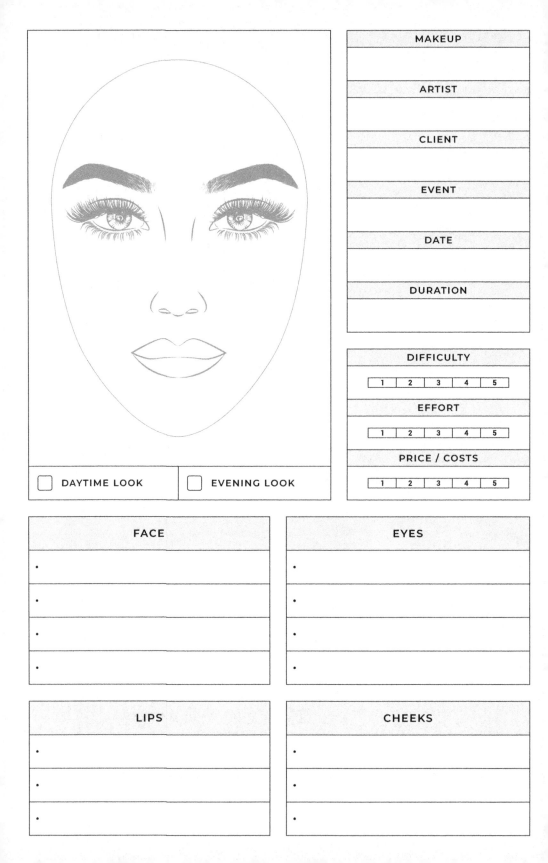

MAKEUP

ARTIST

CLIENT

EVENT

DATE

DURATION

DIFFICULTY

| 1 | 2 | 3 | 4 | 5 |

EFFORT

| 1 | 2 | 3 | 4 | 5 |

PRICE / COSTS

| 1 | 2 | 3 | 4 | 5 |

☐ DAYTIME LOOK   ☐ EVENING LOOK

FACE
-
-
-
-

EYES
-
-
-
-

LIPS
-
-
-

CHEEKS
-
-
-

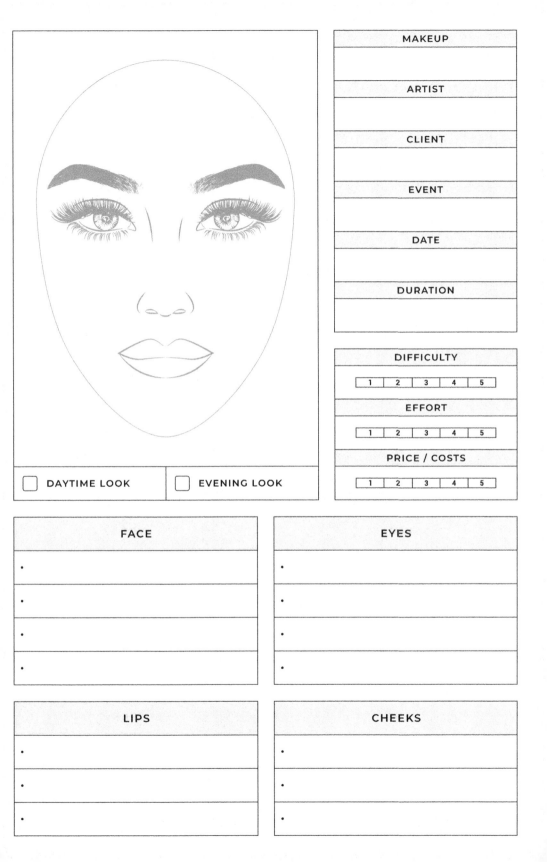

MAKEUP

ARTIST

CLIENT

EVENT

DATE

DURATION

DIFFICULTY

| 1 | 2 | 3 | 4 | 5 |

EFFORT

| 1 | 2 | 3 | 4 | 5 |

PRICE / COSTS

| 1 | 2 | 3 | 4 | 5 |

☐ DAYTIME LOOK   ☐ EVENING LOOK

FACE

-
-
-
-

EYES

-
-
-
-

LIPS

-
-
-

CHEEKS

-
-
-

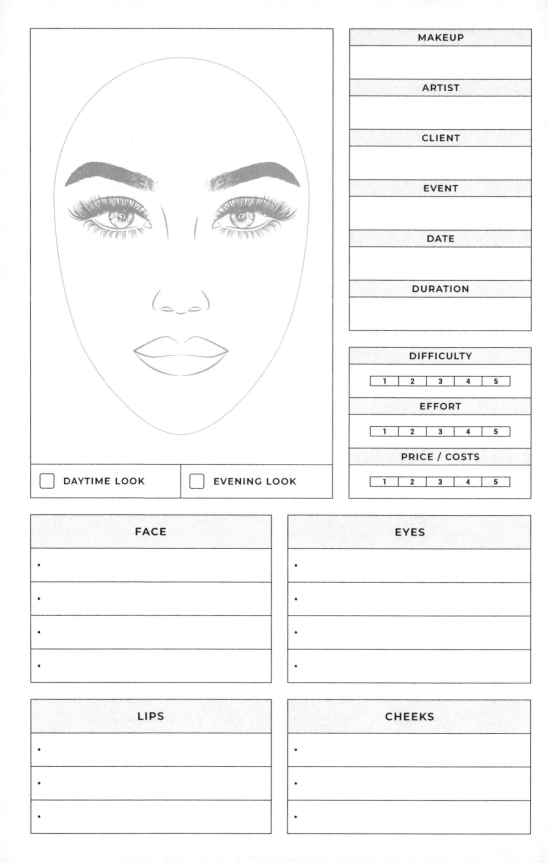

MAKEUP

ARTIST

CLIENT

EVENT

DATE

DURATION

DIFFICULTY				
1	2	3	4	5
EFFORT				
1	2	3	4	5
PRICE / COSTS				
1	2	3	4	5

☐ DAYTIME LOOK   ☐ EVENING LOOK

FACE
•
•
•
•

EYES
•
•
•
•

LIPS
•
•
•

CHEEKS
•
•
•

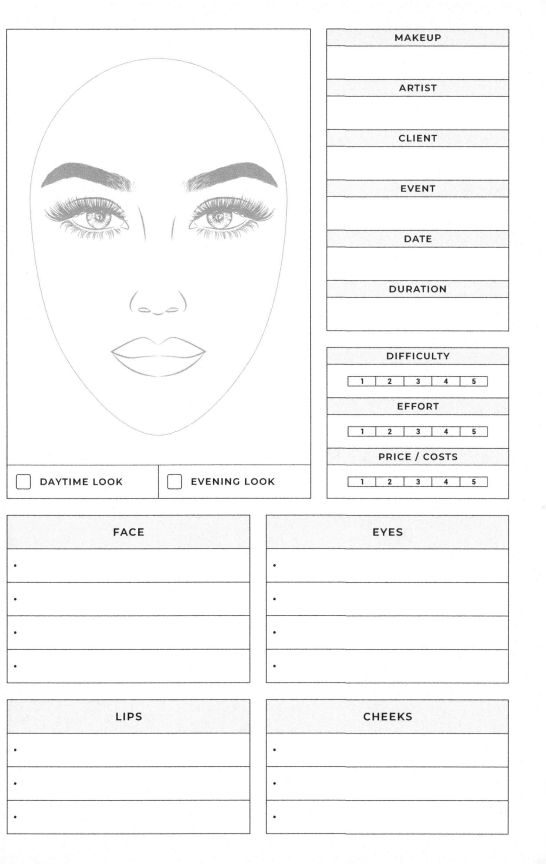

MAKEUP

ARTIST

CLIENT

EVENT

DATE

DURATION

☐ DAYTIME LOOK   ☐ EVENING LOOK

DIFFICULTY				
1	2	3	4	5

EFFORT				
1	2	3	4	5

PRICE / COSTS				
1	2	3	4	5

FACE

-
-
-
-

EYES

-
-
-
-

LIPS

-
-
-

CHEEKS

-
-
-

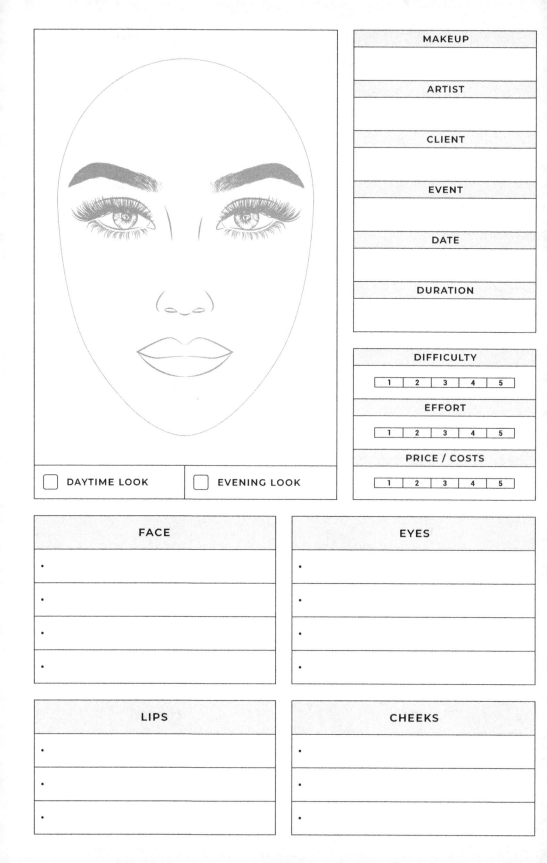

MAKEUP

ARTIST

CLIENT

EVENT

DATE

DURATION

DIFFICULTY

| 1 | 2 | 3 | 4 | 5 |

EFFORT

| 1 | 2 | 3 | 4 | 5 |

PRICE / COSTS

| 1 | 2 | 3 | 4 | 5 |

☐ DAYTIME LOOK   ☐ EVENING LOOK

FACE

-
-
-
-

EYES

-
-
-
-

LIPS

-
-
-

CHEEKS

-
-
-

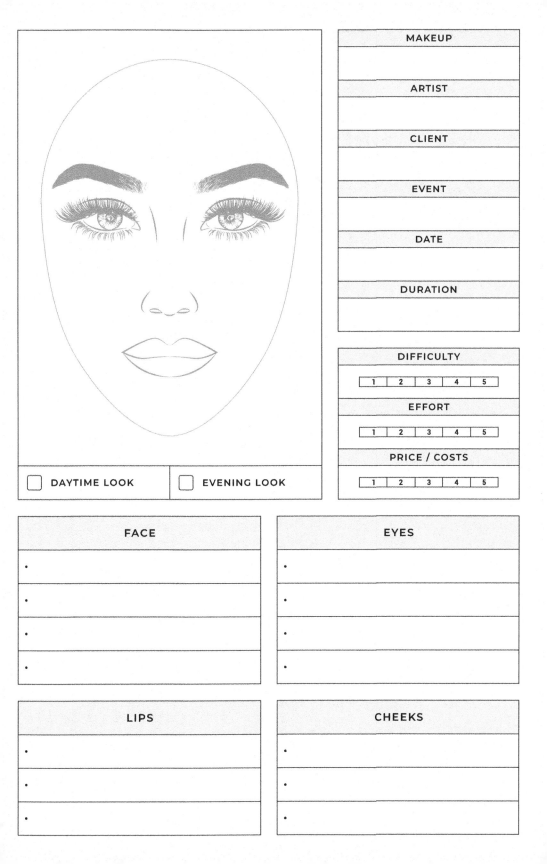

MAKEUP

ARTIST

CLIENT

EVENT

DATE

DURATION

DIFFICULTY				
1	2	3	4	5

EFFORT				
1	2	3	4	5

PRICE / COSTS				
1	2	3	4	5

☐ DAYTIME LOOK   ☐ EVENING LOOK

FACE
•
•
•
•

EYES
•
•
•
•

LIPS
•
•
•

CHEEKS
•
•
•

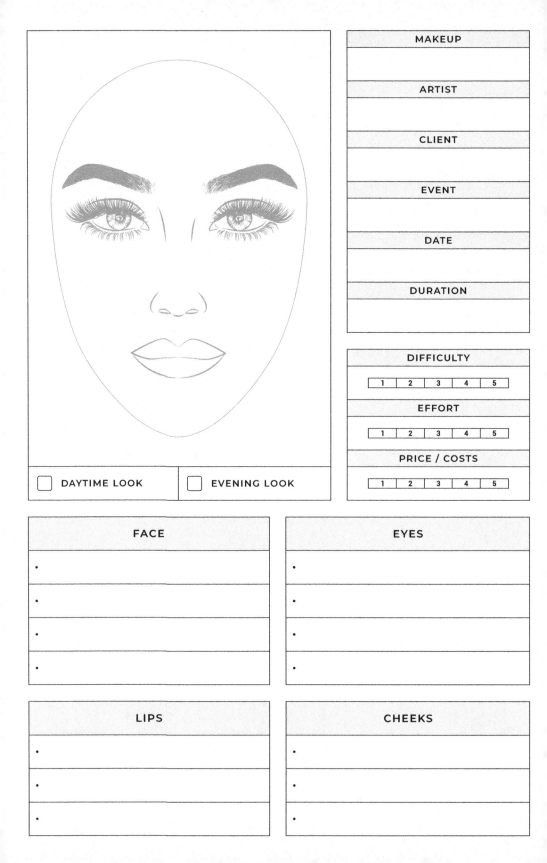

MAKEUP

ARTIST

CLIENT

EVENT

DATE

DURATION

DIFFICULTY				
1	2	3	4	5

EFFORT				
1	2	3	4	5

PRICE / COSTS				
1	2	3	4	5

☐ DAYTIME LOOK   ☐ EVENING LOOK

FACE
-
-
-
-

EYES
-
-
-
-

LIPS
-
-
-

CHEEKS
-
-
-

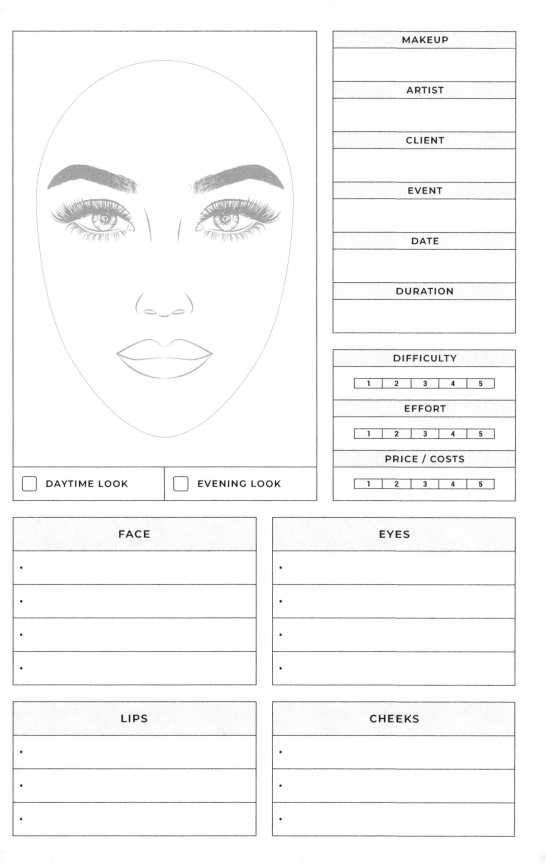

MAKEUP

ARTIST

CLIENT

EVENT

DATE

DURATION

DAYTIME LOOK	EVENING LOOK

DIFFICULTY

1	2	3	4	5

EFFORT

1	2	3	4	5

PRICE / COSTS

1	2	3	4	5

FACE

-
-
-
-

EYES

-
-
-
-

LIPS

-
-
-

CHEEKS

-
-
-

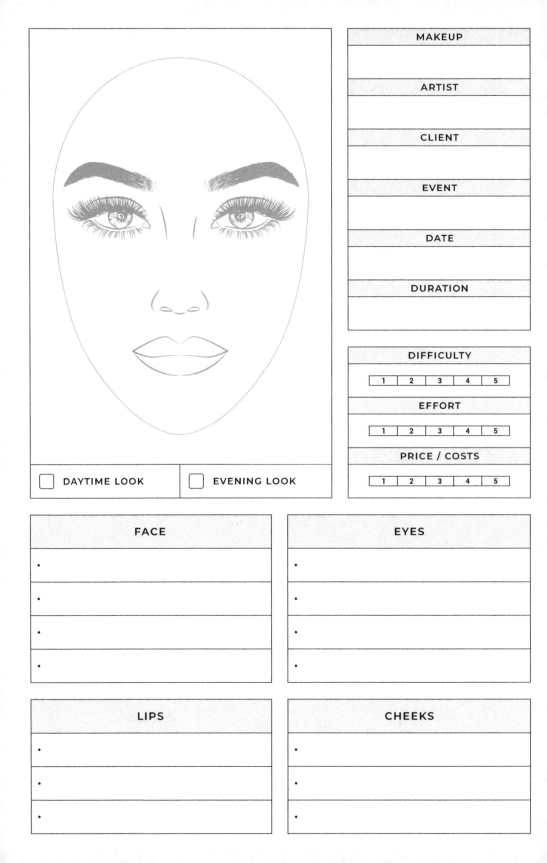

MAKEUP

ARTIST

CLIENT

EVENT

DATE

DURATION

DIFFICULTY

1	2	3	4	5

EFFORT

1	2	3	4	5

PRICE / COSTS

1	2	3	4	5

☐ DAYTIME LOOK   ☐ EVENING LOOK

FACE

-
-
-
-

EYES

-
-
-
-

LIPS

-
-
-

CHEEKS

-
-
-

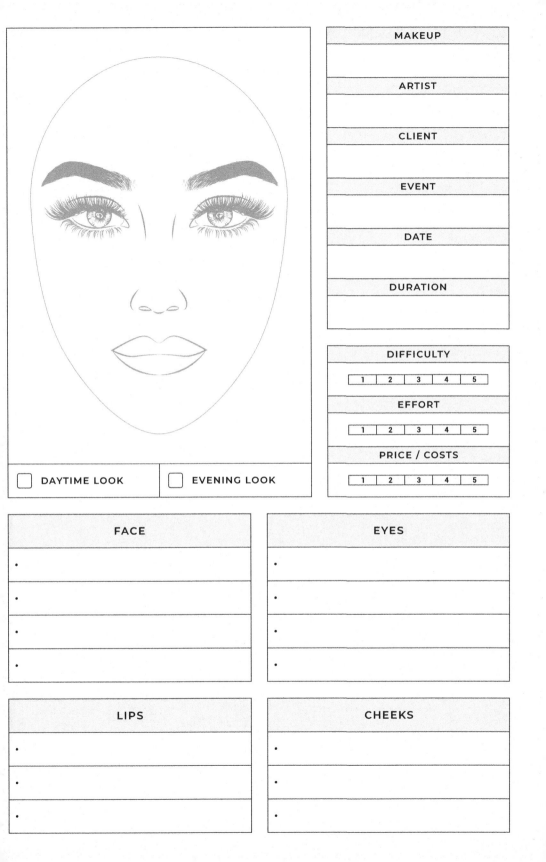

MAKEUP
ARTIST
CLIENT
EVENT
DATE
DURATION

☐ DAYTIME LOOK   ☐ EVENING LOOK

DIFFICULTY				
1	2	3	4	5
EFFORT				
1	2	3	4	5
PRICE / COSTS				
1	2	3	4	5

FACE
•
•
•
•

EYES
•
•
•
•

LIPS
•
•
•

CHEEKS
•
•
•

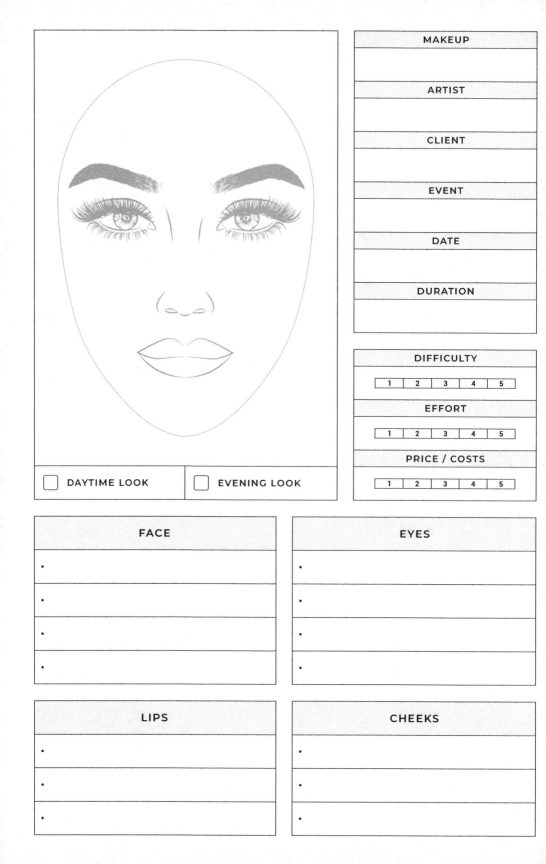

MAKEUP
ARTIST
CLIENT
EVENT
DATE
DURATION

DIFFICULTY				
1	2	3	4	5
EFFORT				
1	2	3	4	5
PRICE / COSTS				
1	2	3	4	5

☐ DAYTIME LOOK   ☐ EVENING LOOK

FACE
•
•
•
•

EYES
•
•
•
•

LIPS
•
•
•

CHEEKS
•
•
•

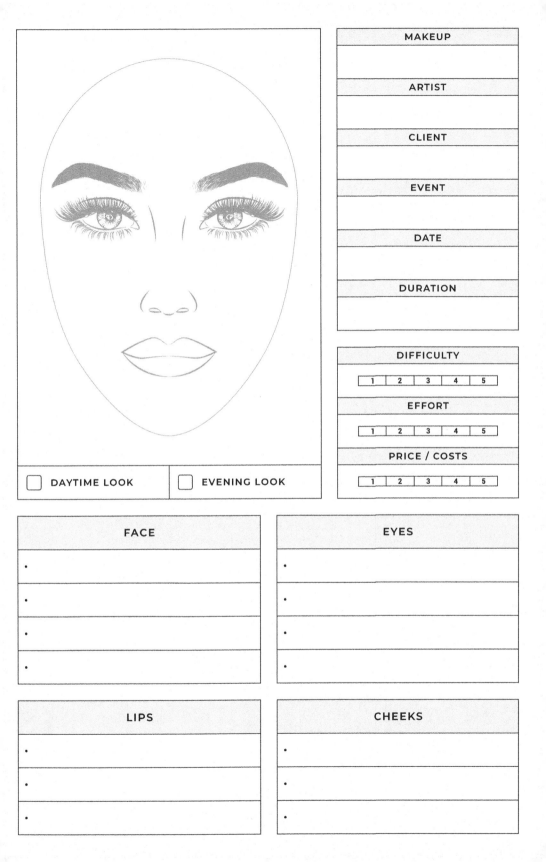

MAKEUP
ARTIST
CLIENT
EVENT
DATE
DURATION

☐ DAYTIME LOOK   ☐ EVENING LOOK

DIFFICULTY				
1	2	3	4	5
EFFORT				
1	2	3	4	5
PRICE / COSTS				
1	2	3	4	5

FACE
•
•
•
•

EYES
•
•
•
•

LIPS
•
•
•

CHEEKS
•
•
•

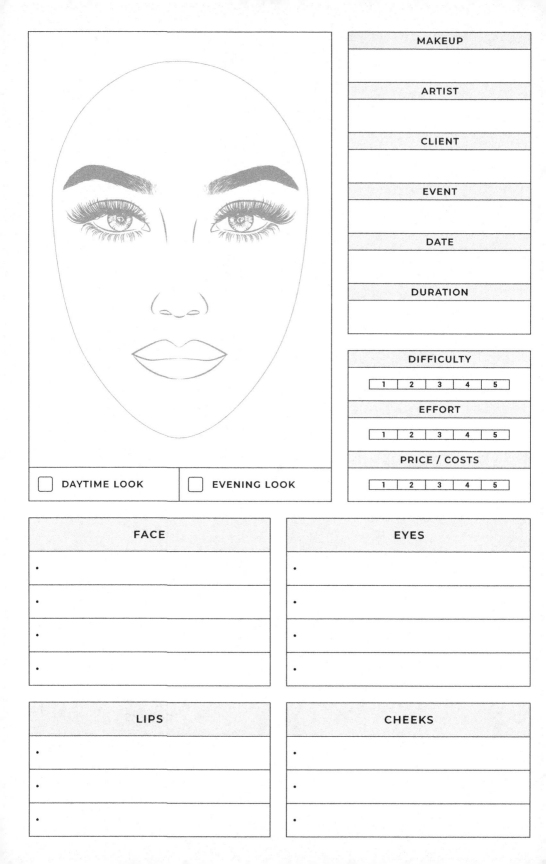

MAKEUP
ARTIST
CLIENT
EVENT
DATE
DURATION

DIFFICULTY				
1	2	3	4	5
EFFORT				
1	2	3	4	5
PRICE / COSTS				
1	2	3	4	5

☐ DAYTIME LOOK   ☐ EVENING LOOK

FACE
•
•
•
•

EYES
•
•
•
•

LIPS
•
•
•

CHEEKS
•
•
•

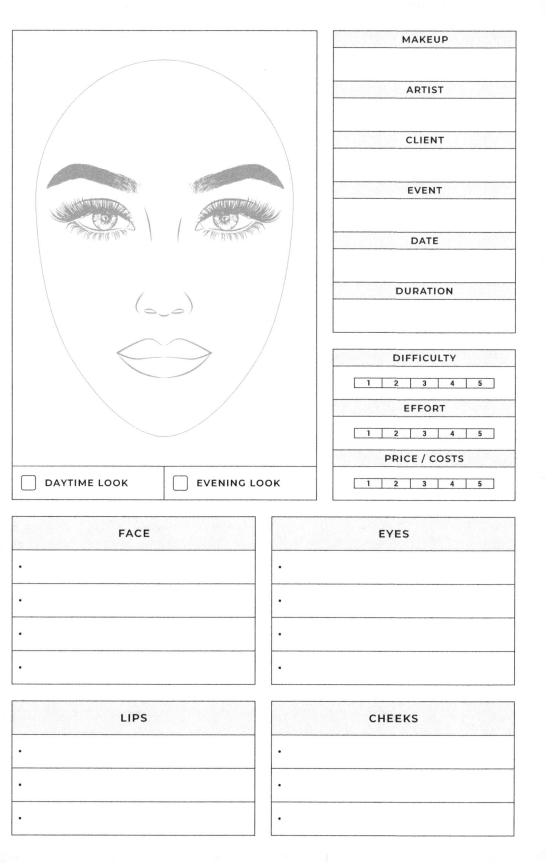

MAKEUP

ARTIST

CLIENT

EVENT

DATE

DURATION

DIFFICULTY				
1	2	3	4	5

EFFORT				
1	2	3	4	5

PRICE / COSTS				
1	2	3	4	5

☐ DAYTIME LOOK   ☐ EVENING LOOK

FACE

-
-
-
-

EYES

-
-
-
-

LIPS

-
-
-

CHEEKS

-
-
-

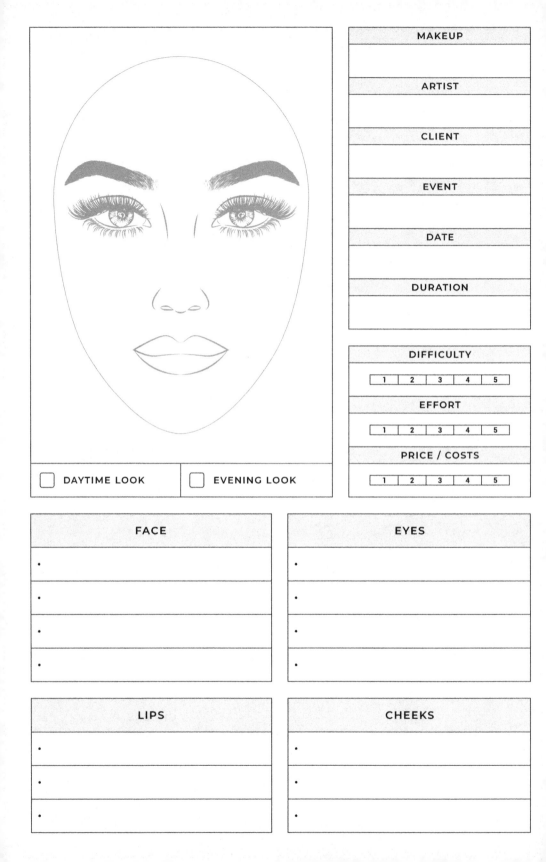

MAKEUP

ARTIST

CLIENT

EVENT

DATE

DURATION

☐ DAYTIME LOOK   ☐ EVENING LOOK

DIFFICULTY				
1	2	3	4	5
EFFORT				
1	2	3	4	5
PRICE / COSTS				
1	2	3	4	5

FACE
•
•
•
•

EYES
•
•
•
•

LIPS
•
•
•

CHEEKS
•
•
•

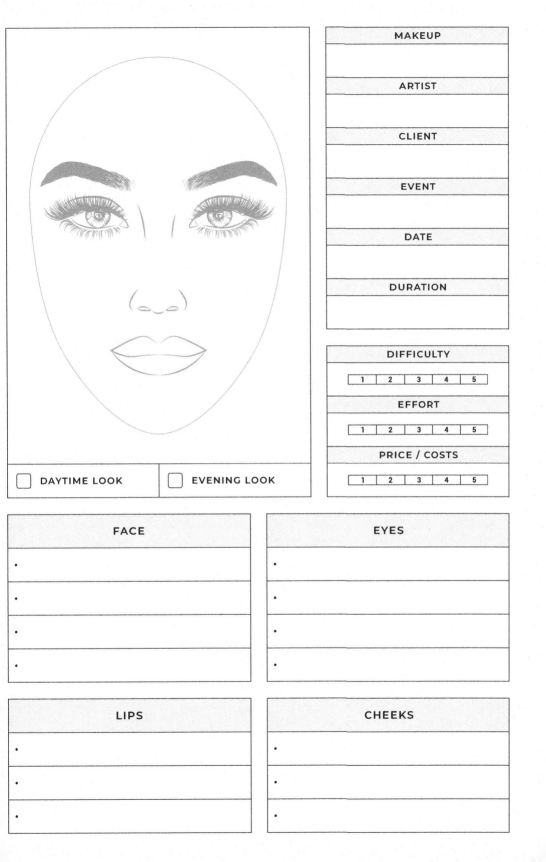

MAKEUP
ARTIST
CLIENT
EVENT
DATE
DURATION

☐ DAYTIME LOOK   ☐ EVENING LOOK

DIFFICULTY				
1	2	3	4	5
EFFORT				
1	2	3	4	5
PRICE / COSTS				
1	2	3	4	5

FACE
•
•
•
•

EYES
•
•
•
•

LIPS
•
•
•

CHEEKS
•
•
•

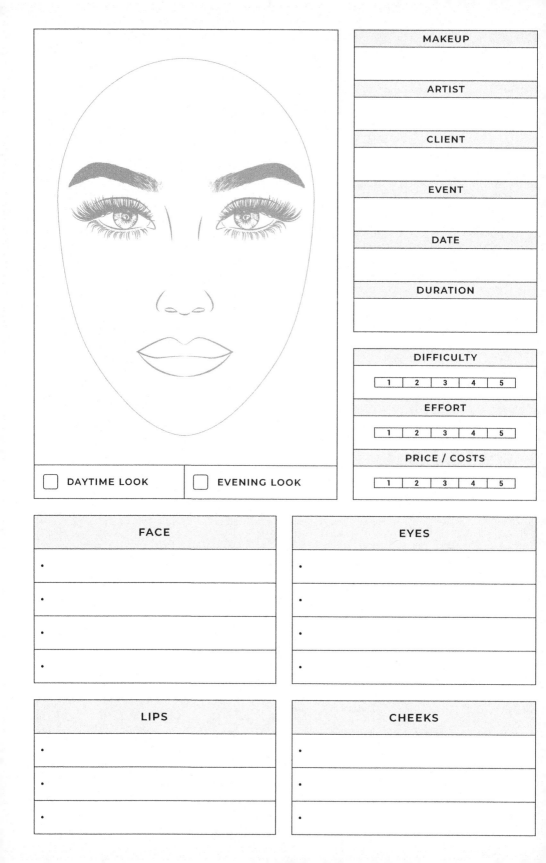

MAKEUP
ARTIST
CLIENT
EVENT
DATE
DURATION

☐ DAYTIME LOOK   ☐ EVENING LOOK

DIFFICULTY				
1	2	3	4	5
EFFORT				
1	2	3	4	5
PRICE / COSTS				
1	2	3	4	5

FACE

-
-
-
-

EYES

-
-
-
-

LIPS

-
-
-

CHEEKS

-
-
-

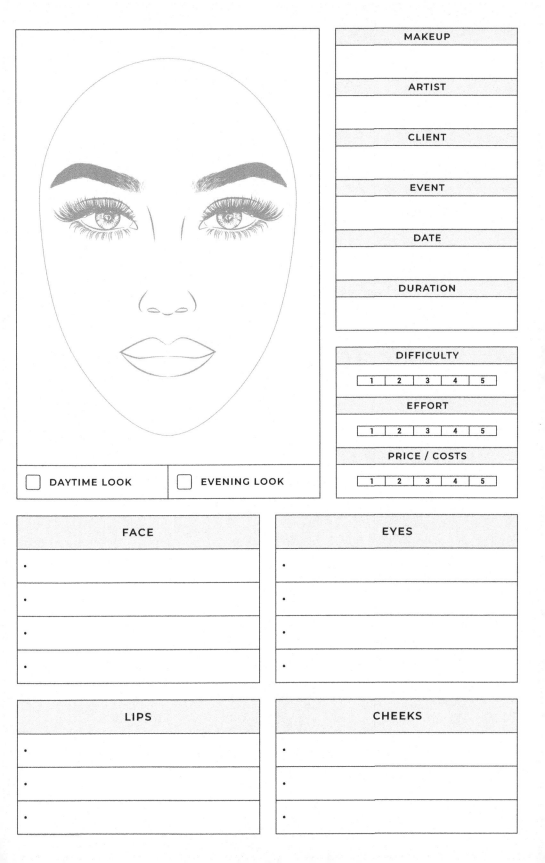

MAKEUP

ARTIST

CLIENT

EVENT

DATE

DURATION

DIFFICULTY				
1	2	3	4	5
EFFORT				
1	2	3	4	5
PRICE / COSTS				
1	2	3	4	5

☐ DAYTIME LOOK   ☐ EVENING LOOK

FACE
-
-
-
-

EYES
-
-
-

LIPS
-
-
-

CHEEKS
-
-
-

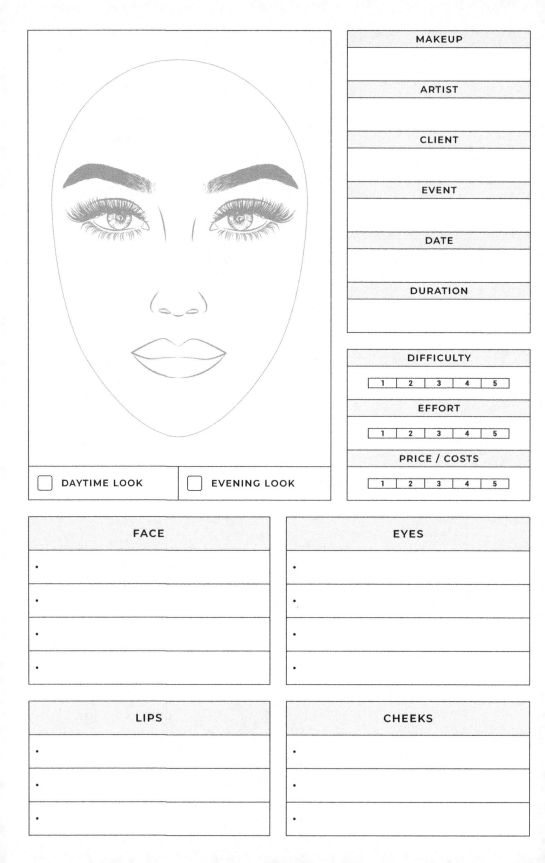

MAKEUP

ARTIST

CLIENT

EVENT

DATE

DURATION

DIFFICULTY				
1	2	3	4	5

EFFORT				
1	2	3	4	5

PRICE / COSTS				
1	2	3	4	5

☐ DAYTIME LOOK   ☐ EVENING LOOK

FACE
-
-
-
-

EYES
-
-
-
-

LIPS
-
-
-

CHEEKS
-
-
-

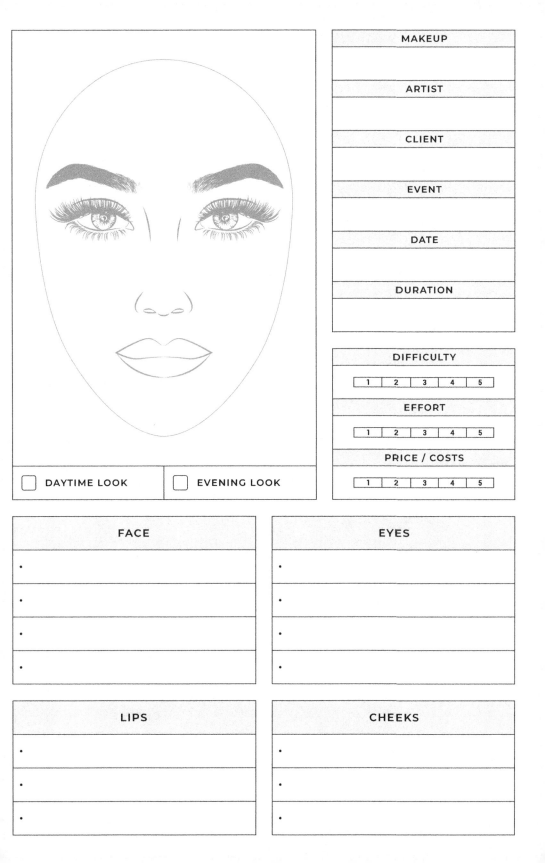

MAKEUP

ARTIST

CLIENT

EVENT

DATE

DURATION

DIFFICULTY				
1	2	3	4	5

EFFORT				
1	2	3	4	5

PRICE / COSTS				
1	2	3	4	5

☐ DAYTIME LOOK   ☐ EVENING LOOK

FACE
-
-
-
-

EYES
-
-
-
-

LIPS
-
-
-

CHEEKS
-
-
-

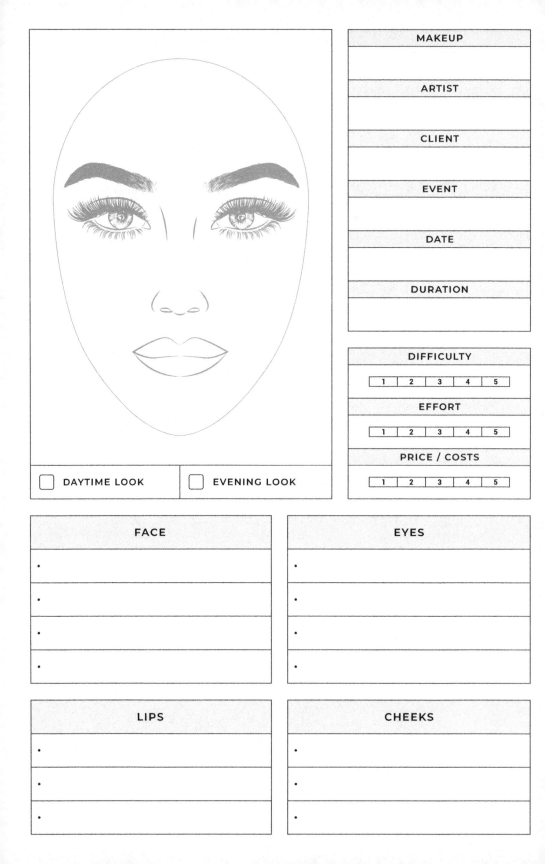

MAKEUP

ARTIST

CLIENT

EVENT

DATE

DURATION

DIFFICULTY				
1	2	3	4	5

EFFORT				
1	2	3	4	5

PRICE / COSTS				
1	2	3	4	5

☐ DAYTIME LOOK   ☐ EVENING LOOK

FACE
-
-
-
-

EYES
-
-
-
-

LIPS
-
-
-

CHEEKS
-
-
-

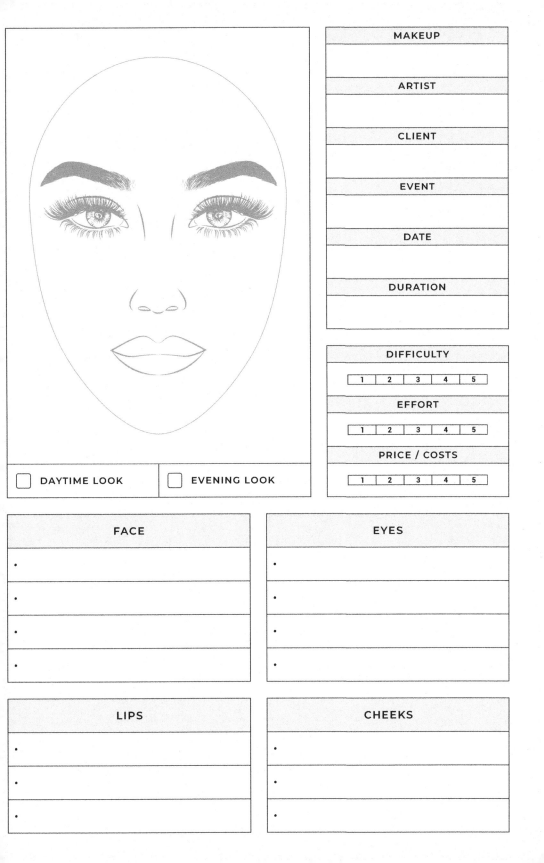

MAKEUP

ARTIST

CLIENT

EVENT

DATE

DURATION

☐ DAYTIME LOOK   ☐ EVENING LOOK

DIFFICULTY				
1	2	3	4	5
EFFORT				
1	2	3	4	5
PRICE / COSTS				
1	2	3	4	5

FACE

-
-
-
-

EYES

-
-
-
-

LIPS

-
-
-

CHEEKS

-
-
-

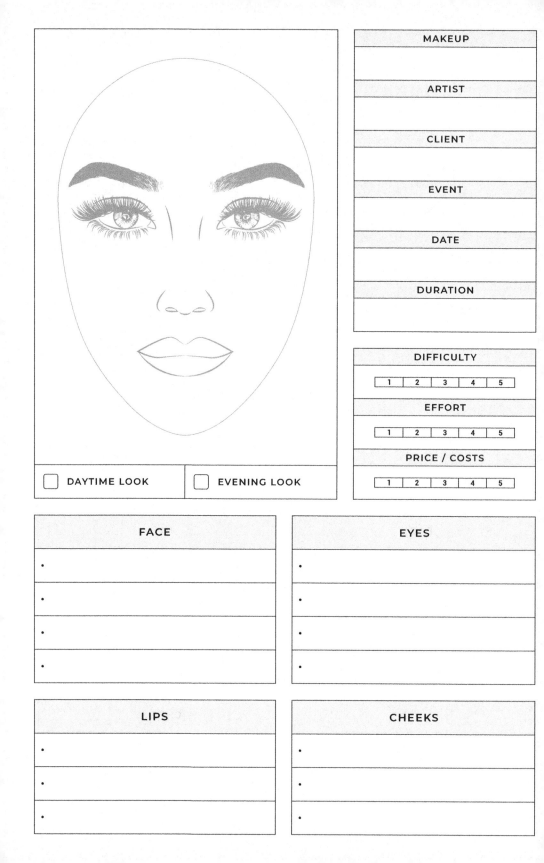

MAKEUP
ARTIST
CLIENT
EVENT
DATE
DURATION

DIFFICULTY				
1	2	3	4	5
EFFORT				
1	2	3	4	5
PRICE / COSTS				
1	2	3	4	5

☐ DAYTIME LOOK   ☐ EVENING LOOK

FACE
•
•
•
•

EYES
•
•
•
•

LIPS
•
•
•

CHEEKS
•
•
•

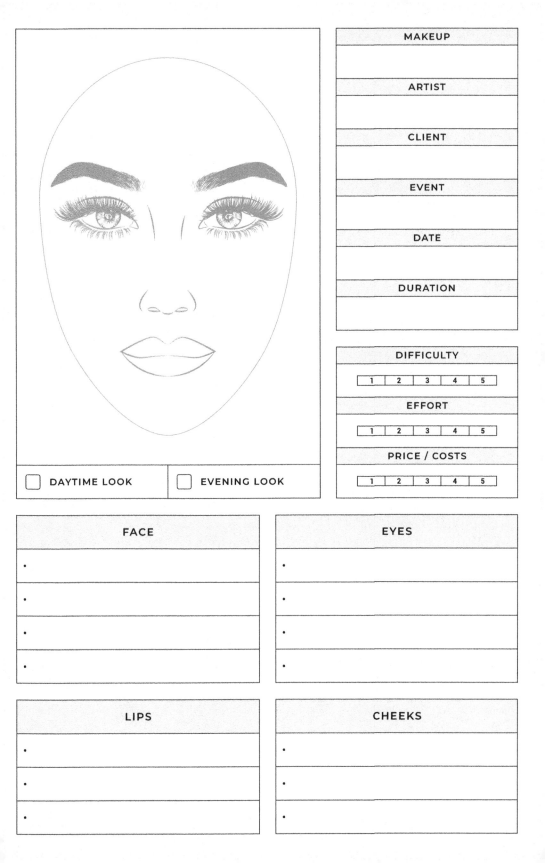

MAKEUP
ARTIST
CLIENT
EVENT
DATE
DURATION

DIFFICULTY				
1	2	3	4	5
EFFORT				
1	2	3	4	5
PRICE / COSTS				
1	2	3	4	5

☐ DAYTIME LOOK   ☐ EVENING LOOK

FACE
•
•
•
•

EYES
•
•
•
•

LIPS
•
•
•

CHEEKS
•
•
•

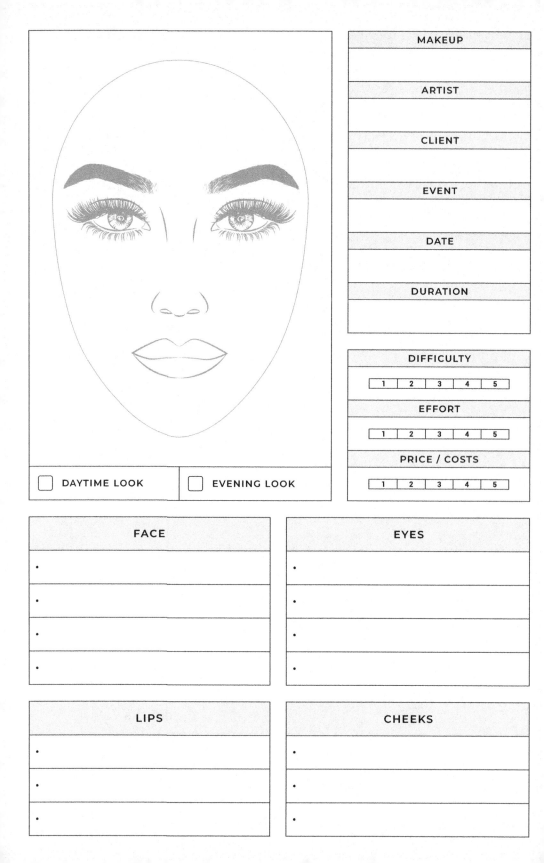

MAKEUP
ARTIST
CLIENT
EVENT
DATE
DURATION

DIFFICULTY				
1	2	3	4	5
EFFORT				
1	2	3	4	5
PRICE / COSTS				
1	2	3	4	5

☐ DAYTIME LOOK   ☐ EVENING LOOK

FACE
•
•
•
•

EYES
•
•
•
•

LIPS
•
•
•

CHEEKS
•
•
•

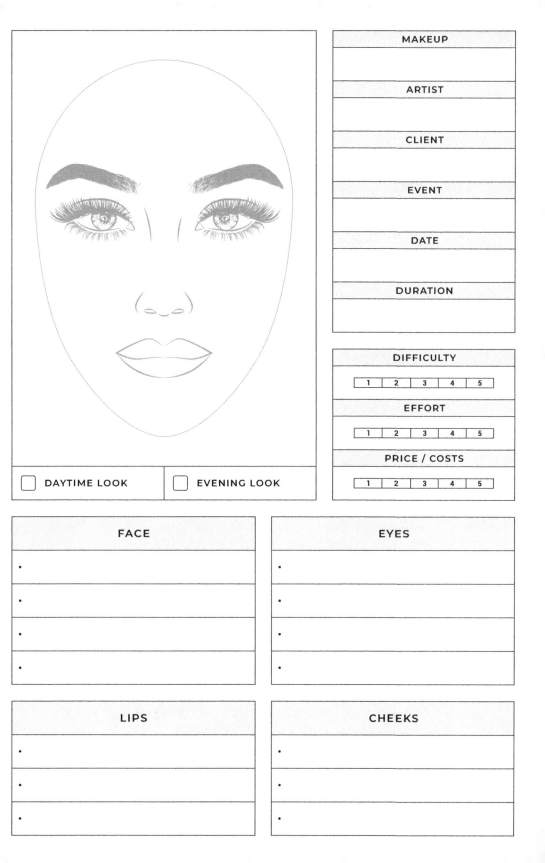

MAKEUP

ARTIST

CLIENT

EVENT

DATE

DURATION

☐ DAYTIME LOOK   ☐ EVENING LOOK

DIFFICULTY				
1	2	3	4	5

EFFORT				
1	2	3	4	5

PRICE / COSTS				
1	2	3	4	5

FACE

-
-
-
-

EYES

-
-
-
-

LIPS

-
-
-

CHEEKS

-
-
-

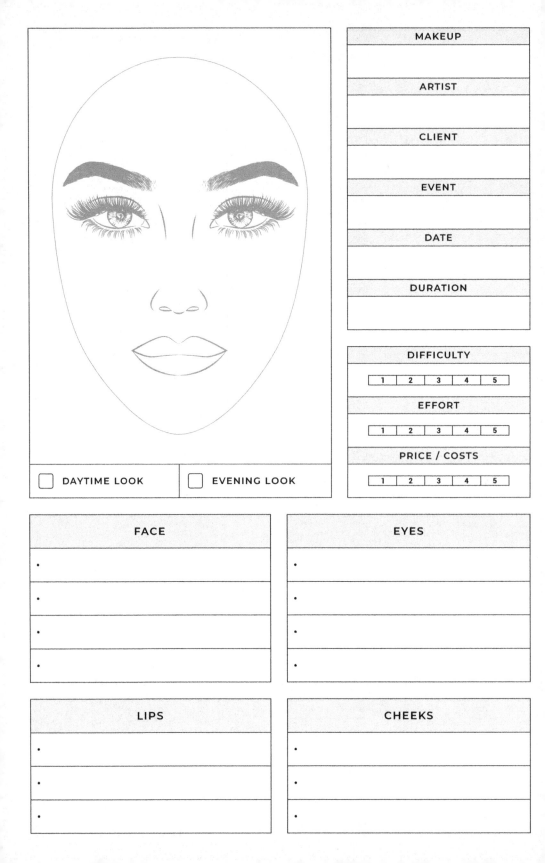

MAKEUP

ARTIST

CLIENT

EVENT

DATE

DURATION

DIFFICULTY

| 1 | 2 | 3 | 4 | 5 |

EFFORT

| 1 | 2 | 3 | 4 | 5 |

PRICE / COSTS

| 1 | 2 | 3 | 4 | 5 |

☐ DAYTIME LOOK   ☐ EVENING LOOK

FACE

-
-
-
-

EYES

-
-
-
-

LIPS

-
-
-

CHEEKS

-
-
-

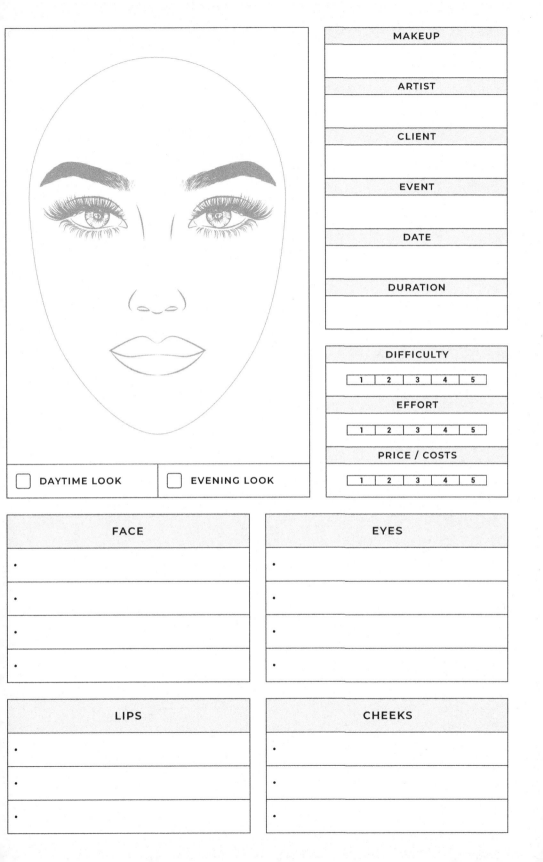

MAKEUP
ARTIST
CLIENT
EVENT
DATE
DURATION

☐ DAYTIME LOOK   ☐ EVENING LOOK

DIFFICULTY				
1	2	3	4	5
EFFORT				
1	2	3	4	5
PRICE / COSTS				
1	2	3	4	5

FACE
•
•
•
•

EYES
•
•
•
•

LIPS
•
•
•

CHEEKS
•
•
•

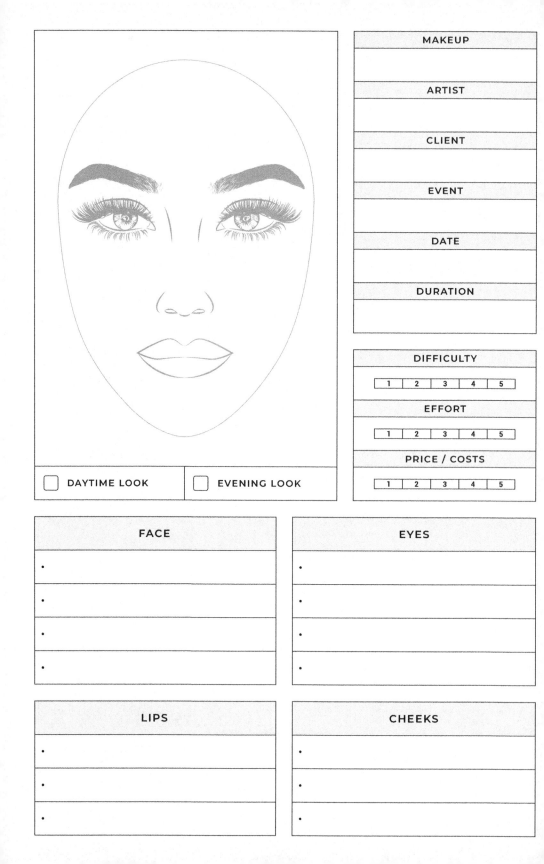

MAKEUP
ARTIST
CLIENT
EVENT
DATE
DURATION

DIFFICULTY				
1	2	3	4	5
EFFORT				
1	2	3	4	5
PRICE / COSTS				
1	2	3	4	5

☐ DAYTIME LOOK   ☐ EVENING LOOK

FACE
-
-
-
-

EYES
-
-
-
-

LIPS
-
-
-

CHEEKS
-
-
-

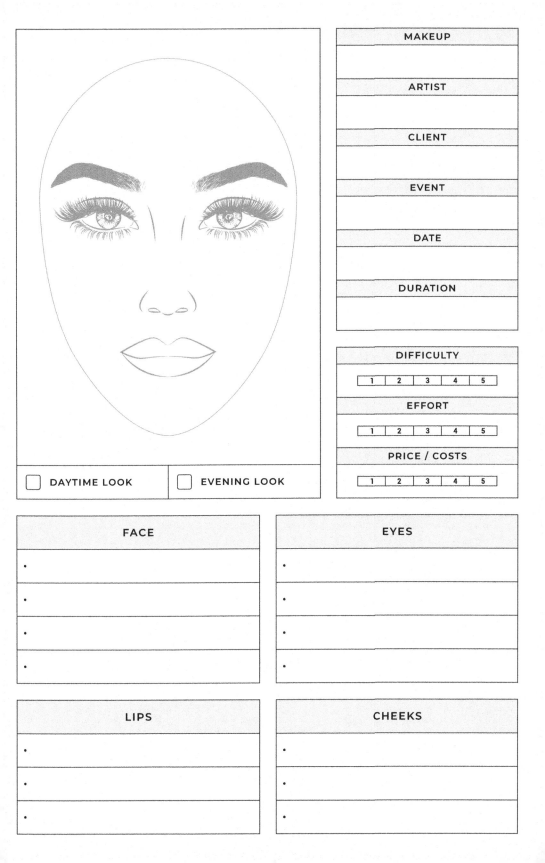

MAKEUP

ARTIST

CLIENT

EVENT

DATE

DURATION

DIFFICULTY				
1	2	3	4	5

EFFORT				
1	2	3	4	5

PRICE / COSTS				
1	2	3	4	5

☐ DAYTIME LOOK ☐ EVENING LOOK

FACE

-
-
-
-

EYES

-
-
-
-

LIPS

-
-
-

CHEEKS

-
-
-

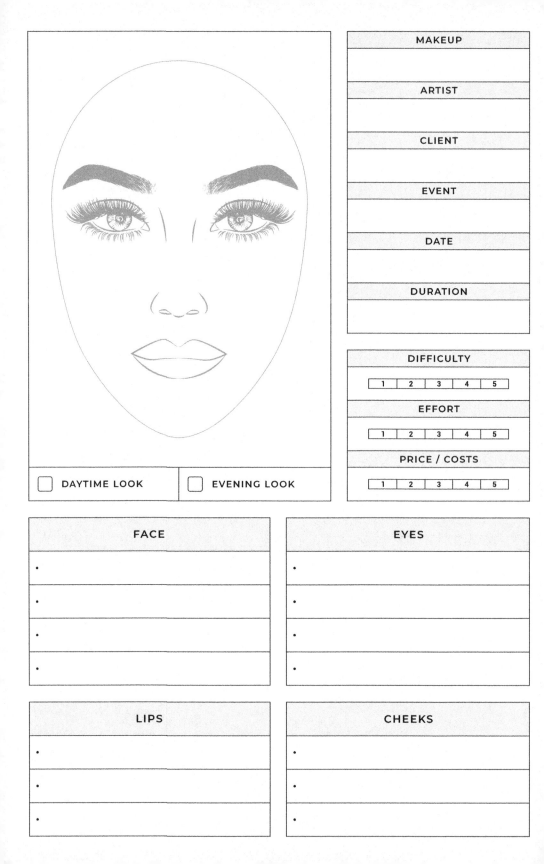

MAKEUP

ARTIST

CLIENT

EVENT

DATE

DURATION

DIFFICULTY

| 1 | 2 | 3 | 4 | 5 |

EFFORT

| 1 | 2 | 3 | 4 | 5 |

PRICE / COSTS

| 1 | 2 | 3 | 4 | 5 |

☐ DAYTIME LOOK   ☐ EVENING LOOK

FACE

-
-
-
-

EYES

-
-
-
-

LIPS

-
-
-

CHEEKS

-
-
-

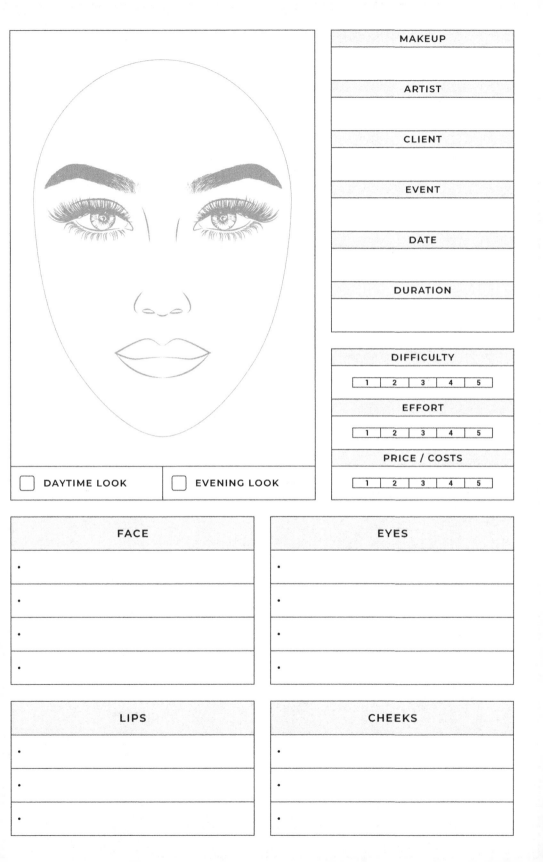

MAKEUP

ARTIST

CLIENT

EVENT

DATE

DURATION

DIFFICULTY

| 1 | 2 | 3 | 4 | 5 |

EFFORT

| 1 | 2 | 3 | 4 | 5 |

PRICE / COSTS

| 1 | 2 | 3 | 4 | 5 |

☐ DAYTIME LOOK   ☐ EVENING LOOK

FACE

-
-
-
-

EYES

-
-
-
-

LIPS

-
-
-

CHEEKS

-
-
-

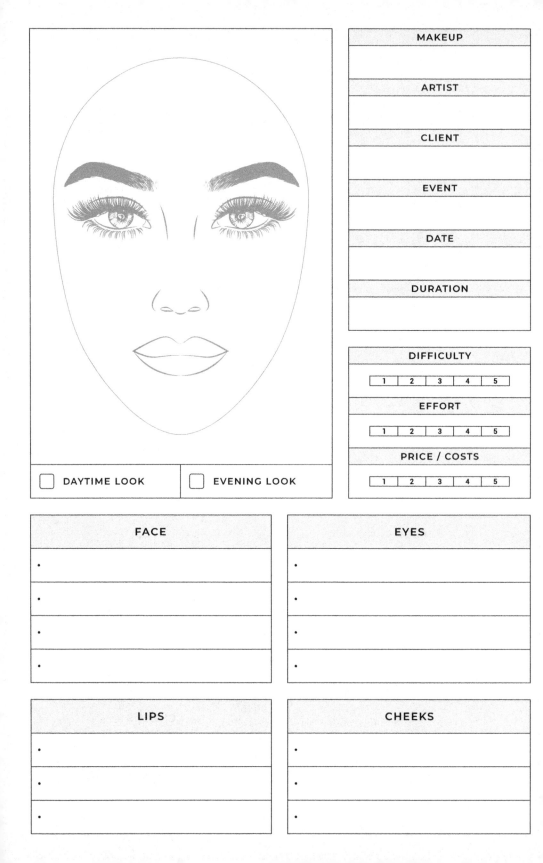

MAKEUP

ARTIST

CLIENT

EVENT

DATE

DURATION

☐ DAYTIME LOOK   ☐ EVENING LOOK

DIFFICULTY

1	2	3	4	5

EFFORT

1	2	3	4	5

PRICE / COSTS

1	2	3	4	5

FACE

-
-
-
-

EYES

-
-
-
-

LIPS

-
-
-

CHEEKS

-
-
-

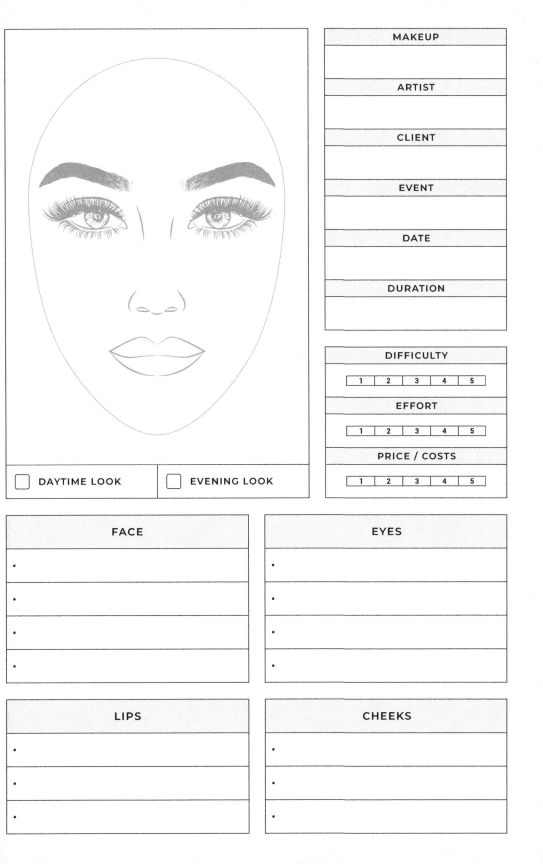

MAKEUP

ARTIST

CLIENT

EVENT

DATE

DURATION

☐ DAYTIME LOOK   ☐ EVENING LOOK

DIFFICULTY

| 1 | 2 | 3 | 4 | 5 |

EFFORT

| 1 | 2 | 3 | 4 | 5 |

PRICE / COSTS

| 1 | 2 | 3 | 4 | 5 |

FACE

-
-
-
-

EYES

-
-
-
-

LIPS

-
-
-

CHEEKS

-
-
-

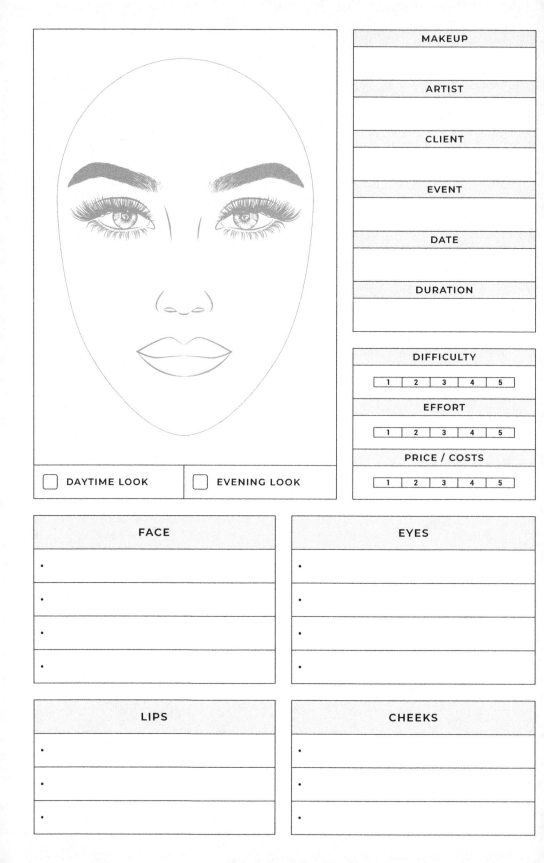

MAKEUP

ARTIST

CLIENT

EVENT

DATE

DURATION

DIFFICULTY

| 1 | 2 | 3 | 4 | 5 |

EFFORT

| 1 | 2 | 3 | 4 | 5 |

PRICE / COSTS

| 1 | 2 | 3 | 4 | 5 |

☐ DAYTIME LOOK   ☐ EVENING LOOK

FACE
-
-
-
-

EYES
-
-
-
-

LIPS
-
-
-

CHEEKS
-
-
-

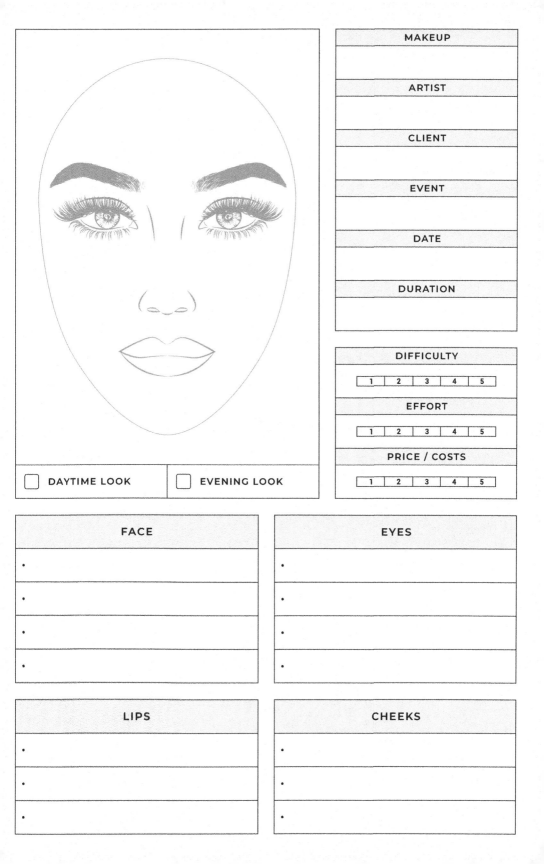

MAKEUP
ARTIST
CLIENT
EVENT
DATE
DURATION

DIFFICULTY				
1	2	3	4	5
EFFORT				
1	2	3	4	5
PRICE / COSTS				
1	2	3	4	5

☐ DAYTIME LOOK   ☐ EVENING LOOK

FACE
•
•
•
•

EYES
•
•
•
•

LIPS
•
•
•

CHEEKS
•
•
•

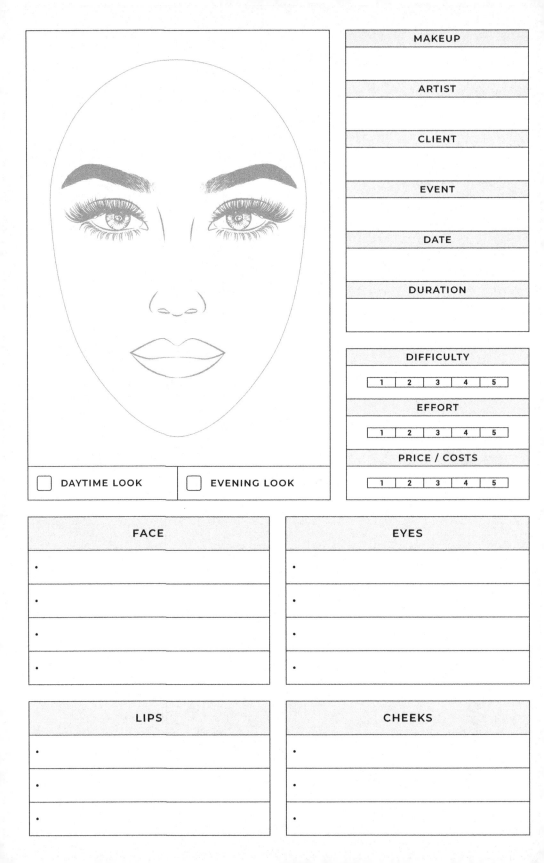

MAKEUP

ARTIST

CLIENT

EVENT

DATE

DURATION

DIFFICULTY

1	2	3	4	5

EFFORT

1	2	3	4	5

PRICE / COSTS

1	2	3	4	5

☐ DAYTIME LOOK   ☐ EVENING LOOK

FACE

-
-
-
-

EYES

-
-
-
-

LIPS

-
-
-

CHEEKS

-
-
-

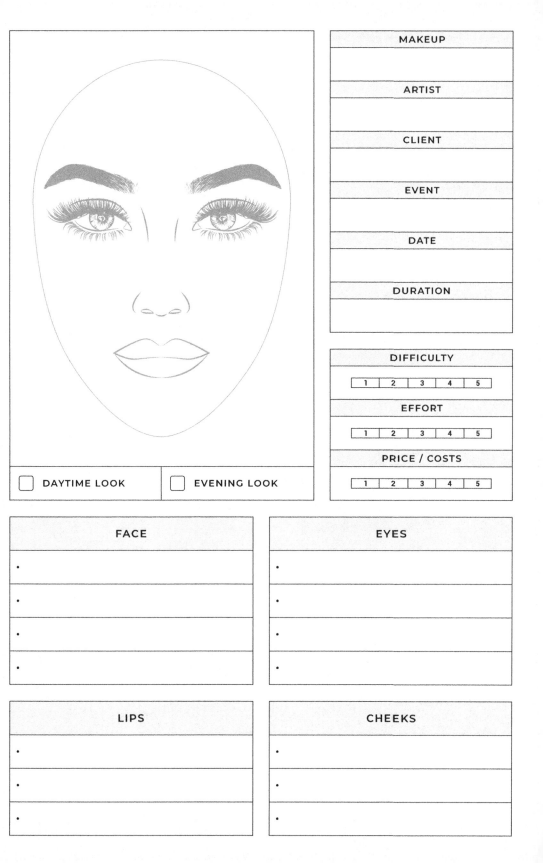

MAKEUP

ARTIST

CLIENT

EVENT

DATE

DURATION

DIFFICULTY				
1	2	3	4	5

EFFORT				
1	2	3	4	5

PRICE / COSTS				
1	2	3	4	5

☐ DAYTIME LOOK   ☐ EVENING LOOK

FACE

-
-
-
-

EYES

-
-
-
-

LIPS

-
-
-

CHEEKS

-
-
-

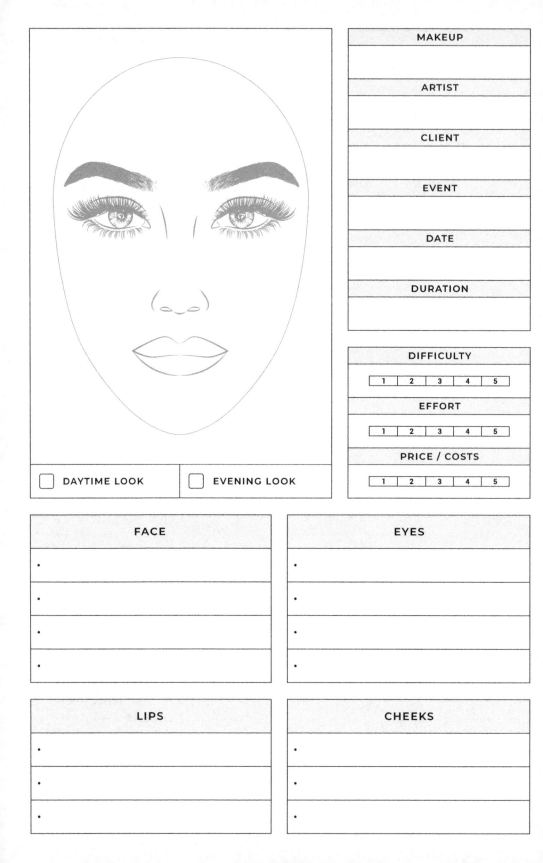

MAKEUP
ARTIST
CLIENT
EVENT
DATE
DURATION

☐ DAYTIME LOOK   ☐ EVENING LOOK

DIFFICULTY				
1	2	3	4	5
EFFORT				
1	2	3	4	5
PRICE / COSTS				
1	2	3	4	5

FACE
•
•
•
•

EYES
•
•
•
•

LIPS
•
•
•

CHEEKS
•
•
•

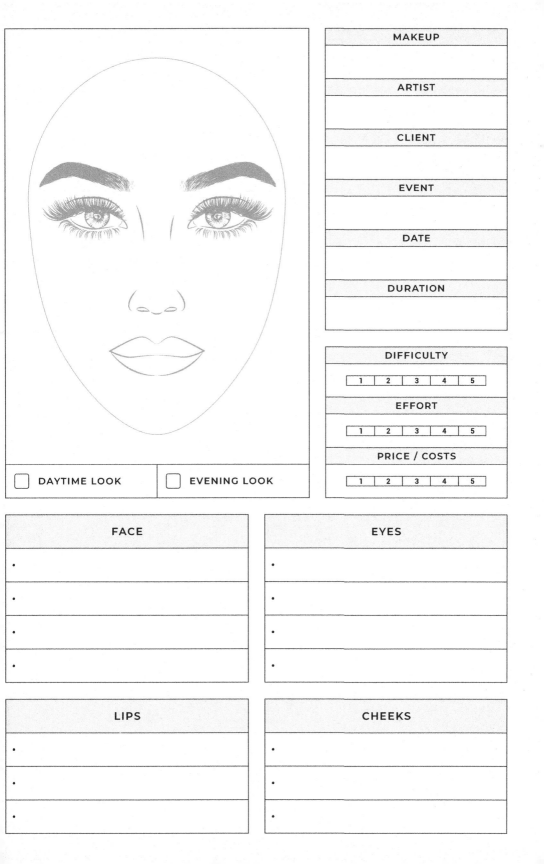

MAKEUP
ARTIST
CLIENT
EVENT
DATE
DURATION

DIFFICULTY				
1	2	3	4	5
EFFORT				
1	2	3	4	5
PRICE / COSTS				
1	2	3	4	5

☐ DAYTIME LOOK   ☐ EVENING LOOK

FACE
-
-
-
-

EYES
-
-
-
-

LIPS
-
-
-

CHEEKS
-
-
-

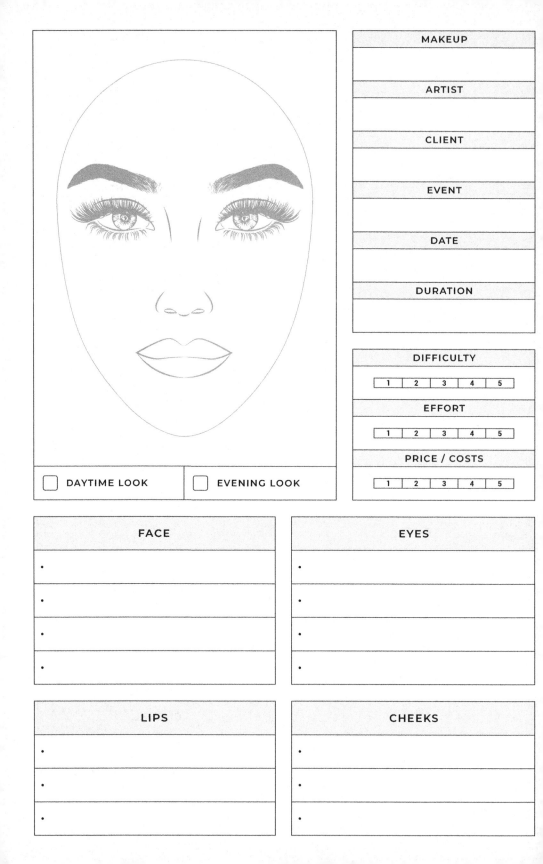

MAKEUP

ARTIST

CLIENT

EVENT

DATE

DURATION

DIFFICULTY				
1	2	3	4	5

EFFORT				
1	2	3	4	5

PRICE / COSTS				
1	2	3	4	5

☐ DAYTIME LOOK   ☐ EVENING LOOK

FACE

-
-
-
-

EYES

-
-
-
-

LIPS

-
-
-

CHEEKS

-
-
-

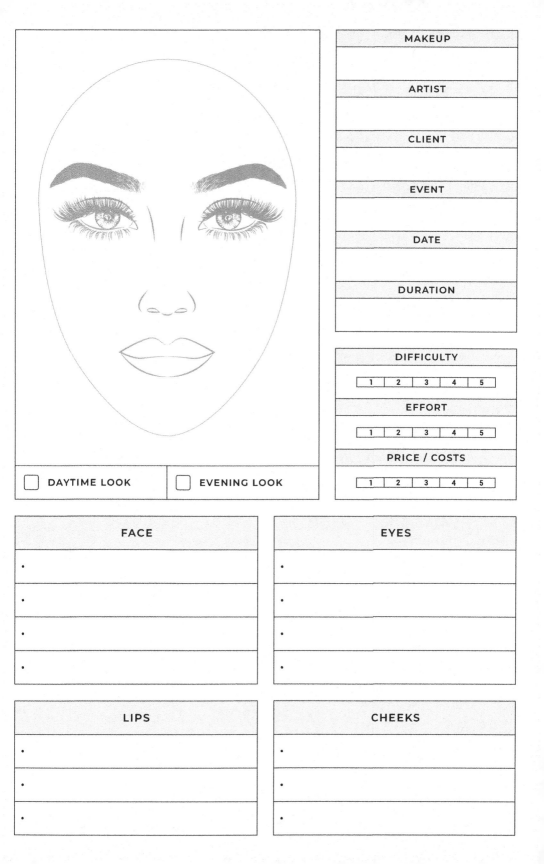

MAKEUP
ARTIST
CLIENT
EVENT
DATE
DURATION

☐ DAYTIME LOOK   ☐ EVENING LOOK

DIFFICULTY				
1	2	3	4	5
EFFORT				
1	2	3	4	5
PRICE / COSTS				
1	2	3	4	5

FACE
•
•
•
•

EYES
•
•
•
•

LIPS
•
•
•

CHEEKS
•
•
•

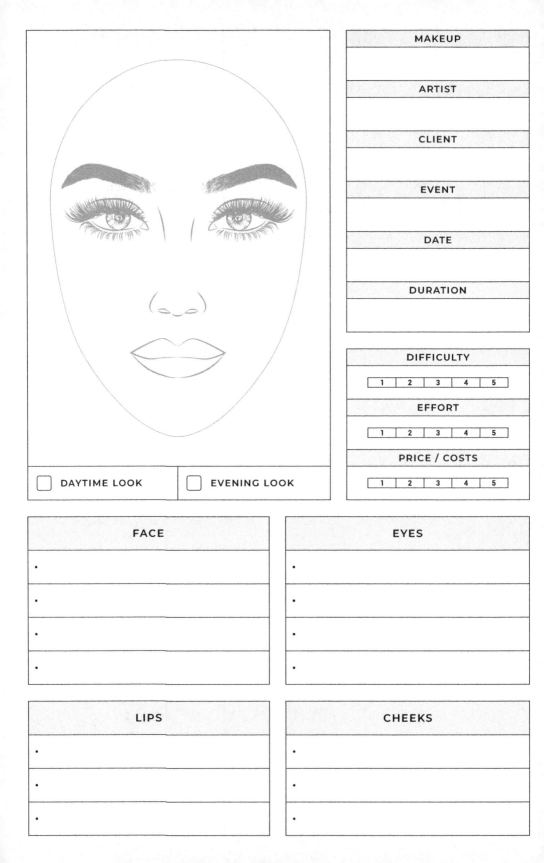

MAKEUP

ARTIST

CLIENT

EVENT

DATE

DURATION

DIFFICULTY				
1	2	3	4	5

EFFORT				
1	2	3	4	5

PRICE / COSTS				
1	2	3	4	5

☐ DAYTIME LOOK   ☐ EVENING LOOK

FACE

-
-
-
-

EYES

-
-
-
-

LIPS

-
-
-

CHEEKS

-
-
-

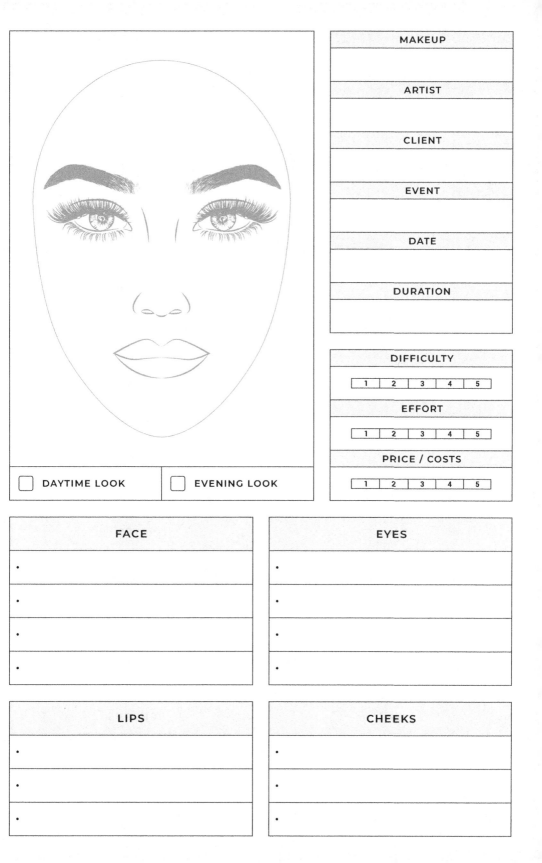

MAKEUP
ARTIST
CLIENT
EVENT
DATE
DURATION

☐ DAYTIME LOOK   ☐ EVENING LOOK

DIFFICULTY				
1	2	3	4	5
EFFORT				
1	2	3	4	5
PRICE / COSTS				
1	2	3	4	5

FACE
•
•
•
•

EYES
•
•
•
•

LIPS
•
•
•

CHEEKS
•
•
•

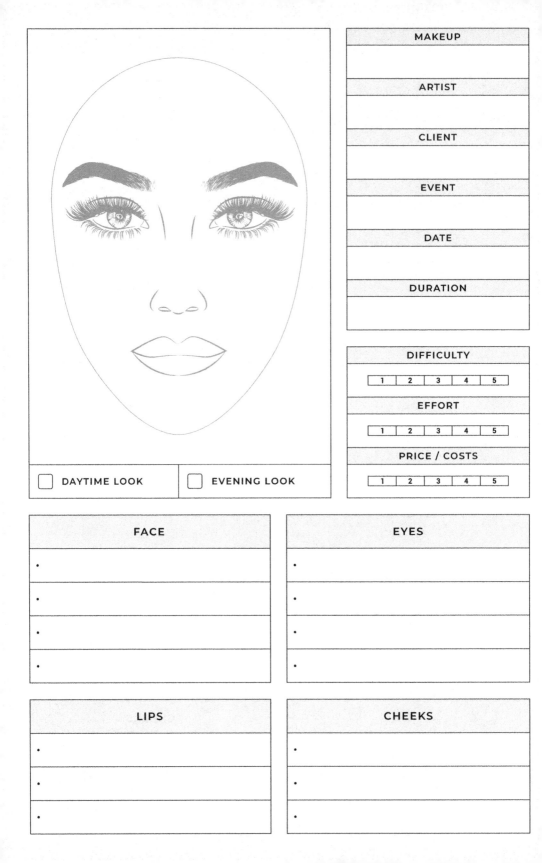

MAKEUP

ARTIST

CLIENT

EVENT

DATE

DURATION

DIFFICULTY				
1	2	3	4	5

EFFORT				
1	2	3	4	5

PRICE / COSTS				
1	2	3	4	5

☐ DAYTIME LOOK   ☐ EVENING LOOK

FACE
•
•
•
•

EYES
•
•
•
•

LIPS
•
•
•

CHEEKS
•
•
•

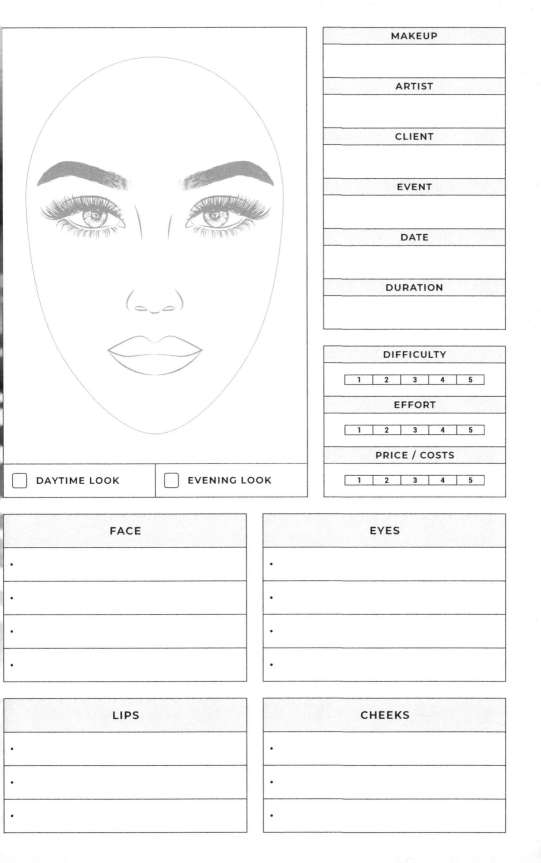

MAKEUP
ARTIST
CLIENT
EVENT
DATE
DURATION

DIFFICULTY				
1	2	3	4	5
EFFORT				
1	2	3	4	5
PRICE / COSTS				
1	2	3	4	5

☐ DAYTIME LOOK   ☐ EVENING LOOK

FACE
•
•
•
•

EYES
•
•
•
•

LIPS
•
•
•

CHEEKS
•
•
•

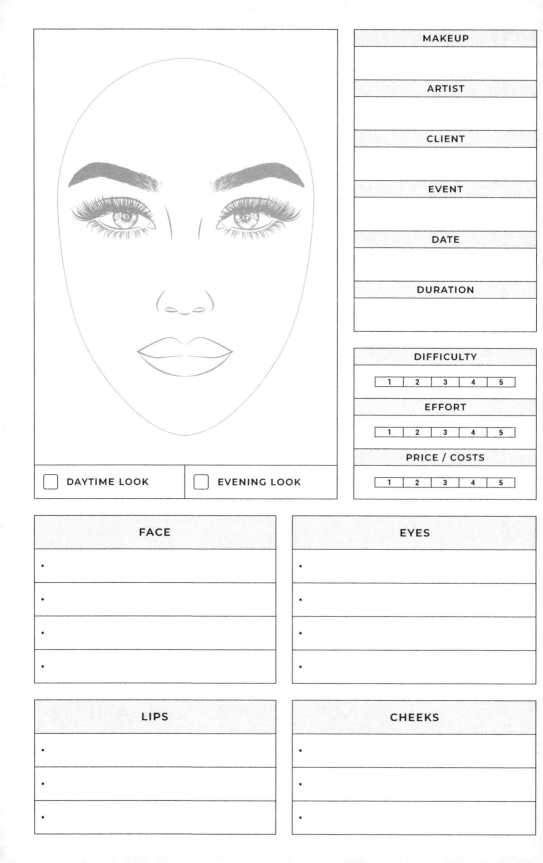

MAKEUP

ARTIST

CLIENT

EVENT

DATE

DURATION

DIFFICULTY				
1	2	3	4	5

EFFORT				
1	2	3	4	5

PRICE / COSTS				
1	2	3	4	5

☐ DAYTIME LOOK   ☐ EVENING LOOK

FACE
-
-
-
-

EYES
-
-
-
-

LIPS
-
-
-

CHEEKS
-
-
-

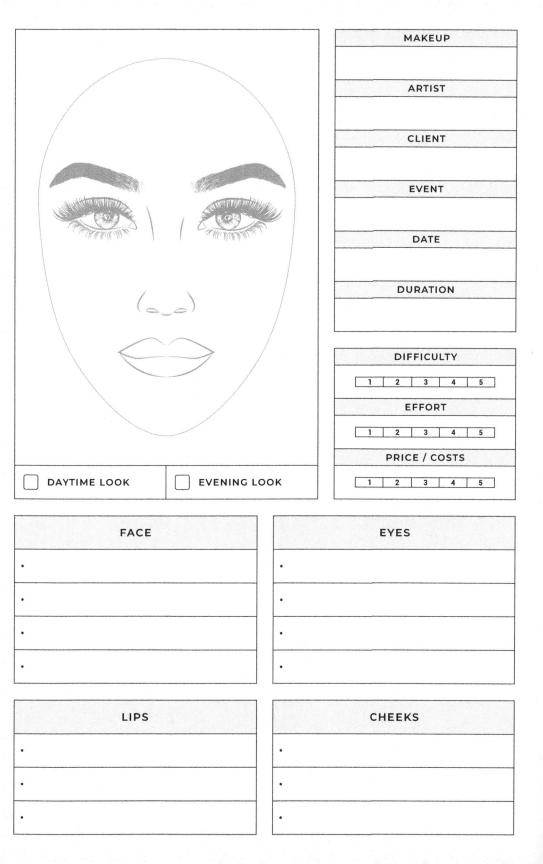

MAKEUP

ARTIST

CLIENT

EVENT

DATE

DURATION

DIFFICULTY				
1	2	3	4	5
EFFORT				
1	2	3	4	5
PRICE / COSTS				
1	2	3	4	5

☐ DAYTIME LOOK ☐ EVENING LOOK

FACE
•
•
•
•

EYES
•
•
•
•

LIPS
•
•
•

CHEEKS
•
•
•

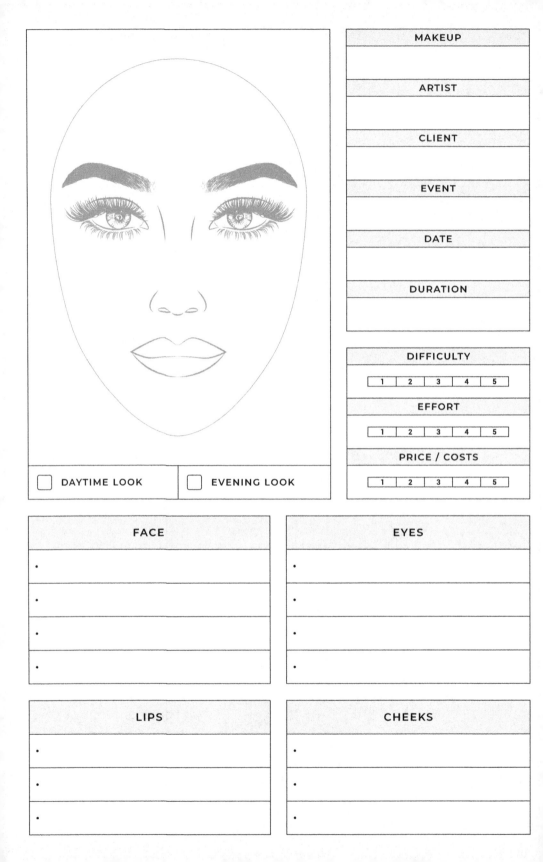

MAKEUP

ARTIST

CLIENT

EVENT

DATE

DURATION

DIFFICULTY

| 1 | 2 | 3 | 4 | 5 |

EFFORT

| 1 | 2 | 3 | 4 | 5 |

PRICE / COSTS

| 1 | 2 | 3 | 4 | 5 |

☐ DAYTIME LOOK   ☐ EVENING LOOK

FACE

-
-
-
-

EYES

-
-
-
-

LIPS

-
-
-

CHEEKS

-
-
-

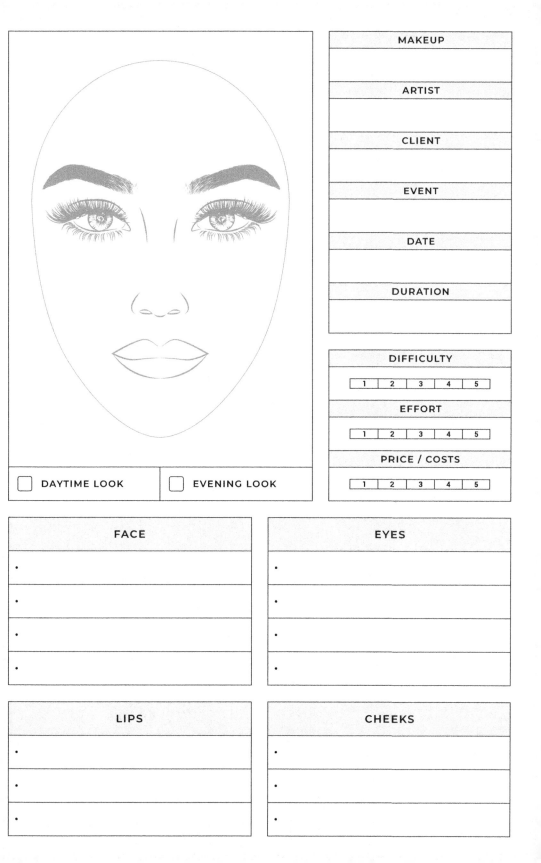

MAKEUP

ARTIST

CLIENT

EVENT

DATE

DURATION

☐ DAYTIME LOOK   ☐ EVENING LOOK

DIFFICULTY				
1	2	3	4	5
EFFORT				
1	2	3	4	5
PRICE / COSTS				
1	2	3	4	5

FACE

-
-
-
-

EYES

-
-
-
-

LIPS

-
-
-

CHEEKS

-
-
-

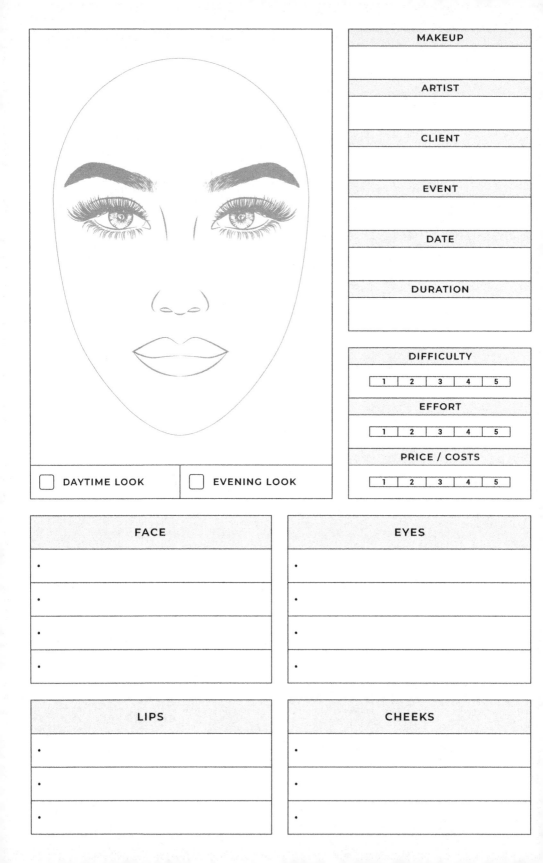

MAKEUP

ARTIST

CLIENT

EVENT

DATE

DURATION

DIFFICULTY

| 1 | 2 | 3 | 4 | 5 |

EFFORT

| 1 | 2 | 3 | 4 | 5 |

PRICE / COSTS

| 1 | 2 | 3 | 4 | 5 |

☐ DAYTIME LOOK   ☐ EVENING LOOK

FACE
-
-
-
-

EYES
-
-
-
-

LIPS
-
-
-

CHEEKS
-
-
-

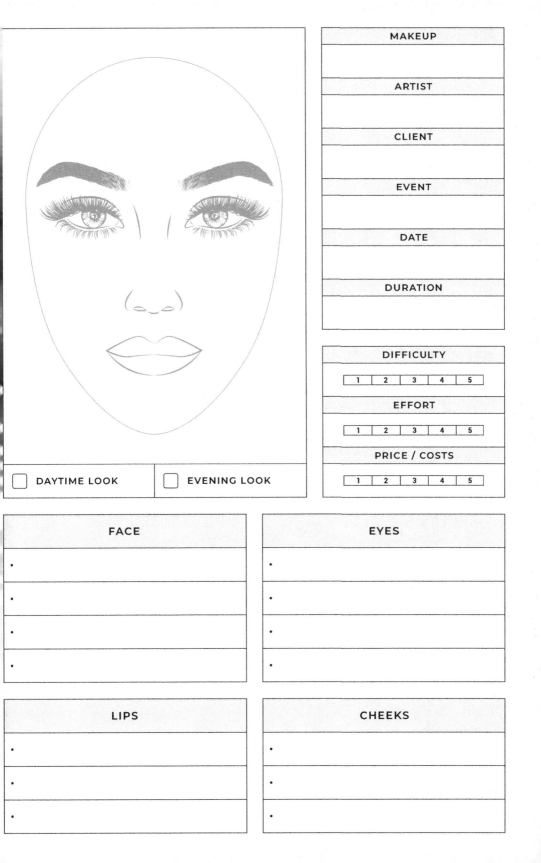

MAKEUP
ARTIST
CLIENT
EVENT
DATE
DURATION

DIFFICULTY				
1	2	3	4	5
EFFORT				
1	2	3	4	5
PRICE / COSTS				
1	2	3	4	5

☐ DAYTIME LOOK   ☐ EVENING LOOK

FACE

-
-
-
-

EYES

-
-
-
-

LIPS

-
-
-

CHEEKS

-
-
-

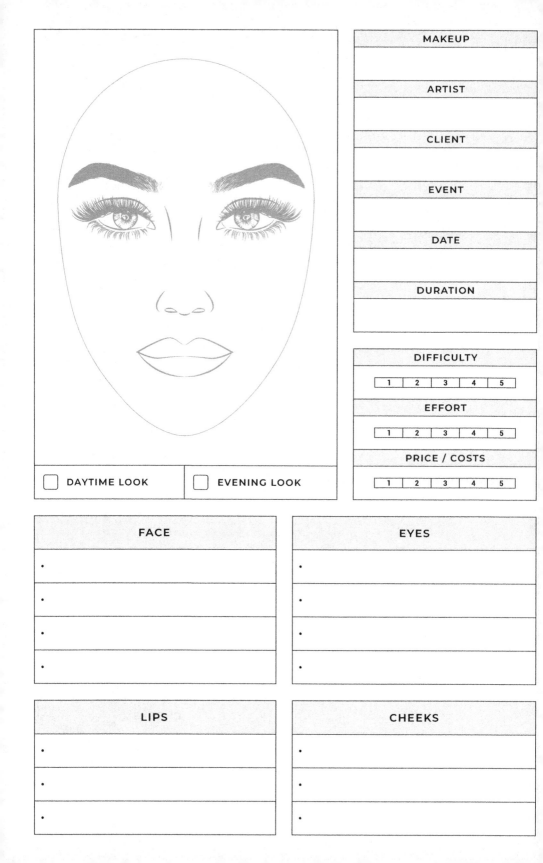

MAKEUP

ARTIST

CLIENT

EVENT

DATE

DURATION

DIFFICULTY				
1	2	3	4	5

EFFORT				
1	2	3	4	5

PRICE / COSTS				
1	2	3	4	5

☐ DAYTIME LOOK   ☐ EVENING LOOK

FACE
-
-
-
-

EYES
-
-
-
-

LIPS
-
-
-

CHEEKS
-
-
-

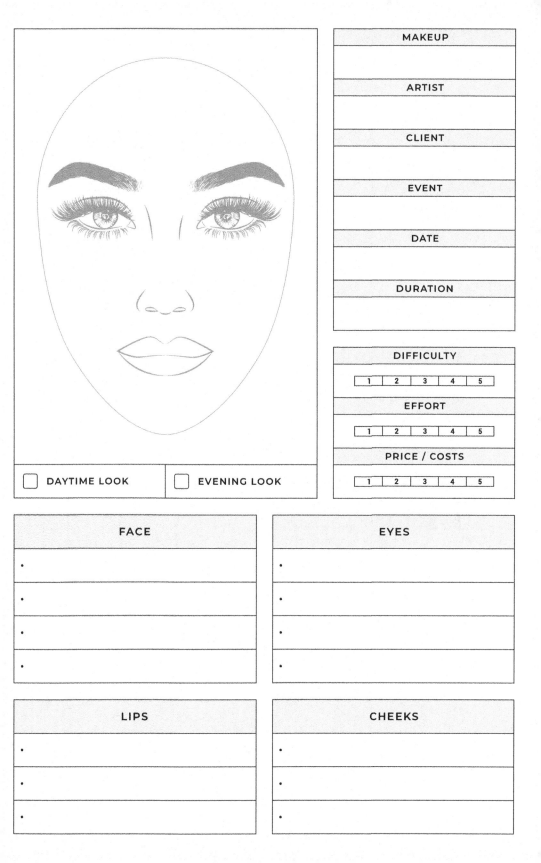

MAKEUP

ARTIST

CLIENT

EVENT

DATE

DURATION

DIFFICULTY				
1	2	3	4	5

EFFORT				
1	2	3	4	5

PRICE / COSTS				
1	2	3	4	5

☐ DAYTIME LOOK   ☐ EVENING LOOK

FACE
•
•
•
•

EYES
•
•
•
•

LIPS
•
•
•

CHEEKS
•
•
•

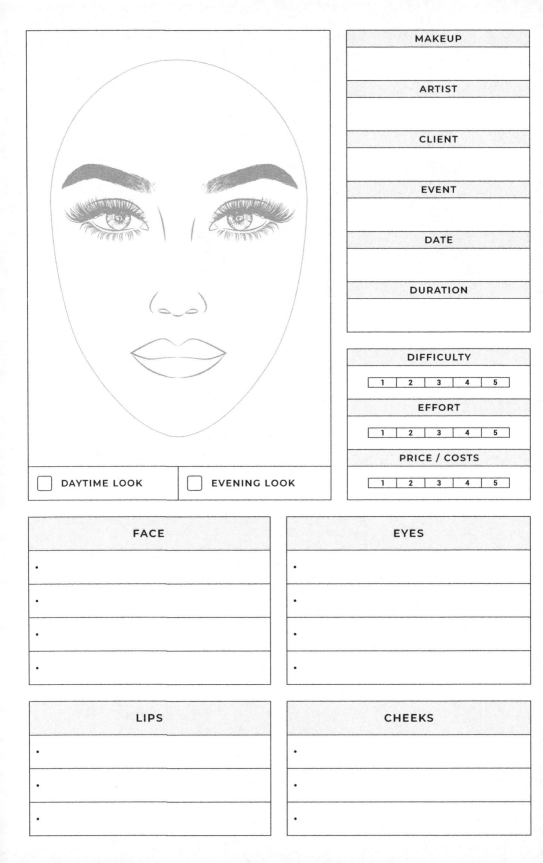

MAKEUP

ARTIST

CLIENT

EVENT

DATE

DURATION

DIFFICULTY

1	2	3	4	5

EFFORT

1	2	3	4	5

PRICE / COSTS

1	2	3	4	5

☐ DAYTIME LOOK ☐ EVENING LOOK

FACE
-
-
-
-

EYES
-
-
-
-

LIPS
-
-
-

CHEEKS
-
-
-

MAKEUP
ARTIST
CLIENT
EVENT
DATE
DURATION

DIFFICULTY				
1	2	3	4	5
EFFORT				
1	2	3	4	5
PRICE / COSTS				
1	2	3	4	5

☐ DAYTIME LOOK   ☐ EVENING LOOK

FACE
•
•
•
•

EYES
•
•
•
•

LIPS
•
•
•

CHEEKS
•
•
•

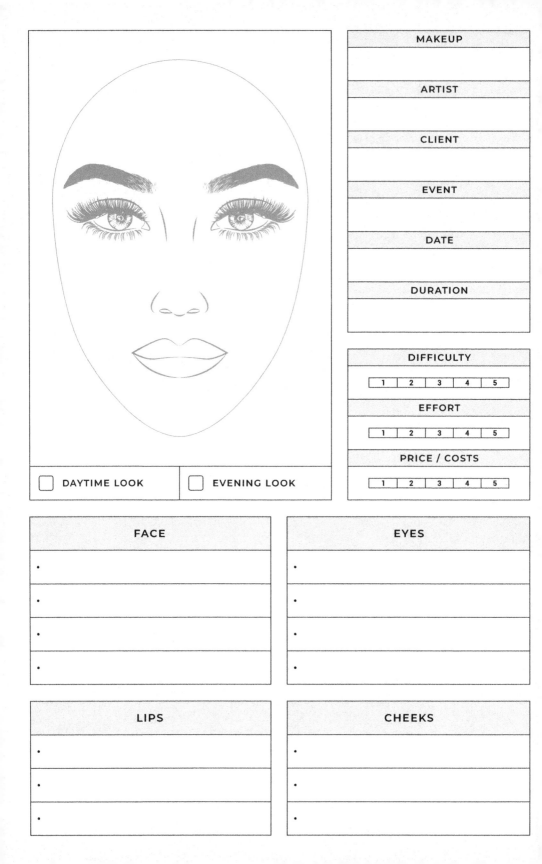

MAKEUP

ARTIST

CLIENT

EVENT

DATE

DURATION

DIFFICULTY				
1	2	3	4	5

EFFORT				
1	2	3	4	5

PRICE / COSTS				
1	2	3	4	5

☐ DAYTIME LOOK   ☐ EVENING LOOK

FACE

-
-
-
-

EYES

-
-
-
-

LIPS

-
-
-

CHEEKS

-
-
-

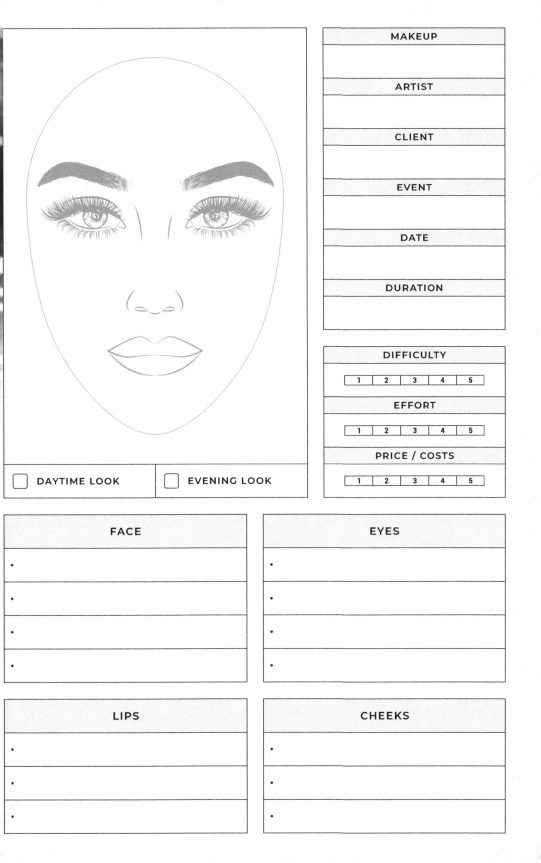

MAKEUP

ARTIST

CLIENT

EVENT

DATE

DURATION

DIFFICULTY				
1	2	3	4	5

EFFORT				
1	2	3	4	5

PRICE / COSTS				
1	2	3	4	5

☐ DAYTIME LOOK   ☐ EVENING LOOK

FACE

-
-
-
-

EYES

-
-
-

LIPS

-
-
-

CHEEKS

-
-
-

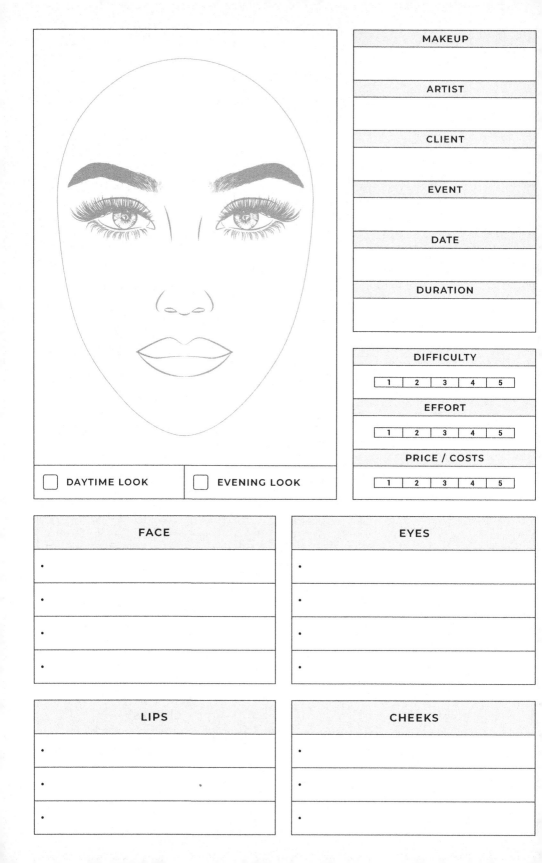

MAKEUP
ARTIST
CLIENT
EVENT
DATE
DURATION

DIFFICULTY				
1	2	3	4	5
EFFORT				
1	2	3	4	5
PRICE / COSTS				
1	2	3	4	5

☐ DAYTIME LOOK ☐ EVENING LOOK

FACE
•
•
•
•

EYES
•
•
•
•

LIPS
•
•
•

CHEEKS
•
•
•

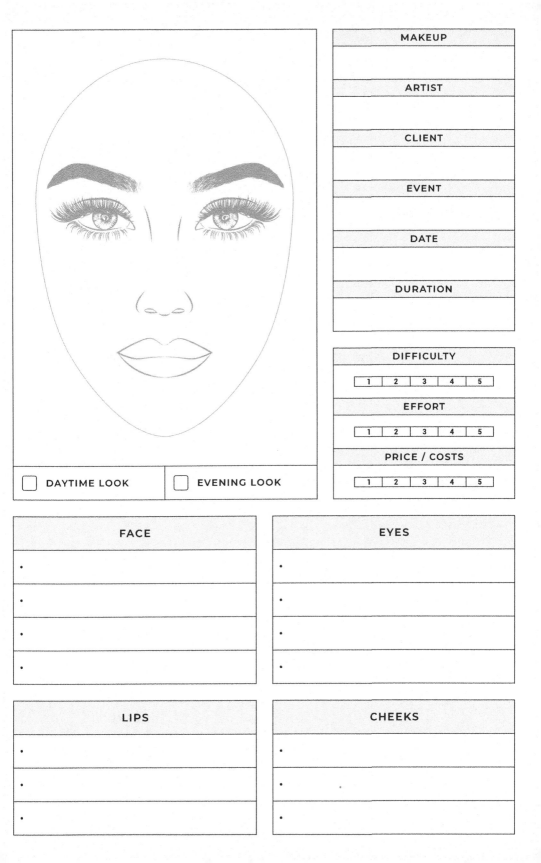

MAKEUP
ARTIST
CLIENT
EVENT
DATE
DURATION

DIFFICULTY				
1	2	3	4	5
EFFORT				
1	2	3	4	5
PRICE / COSTS				
1	2	3	4	5

☐ DAYTIME LOOK   ☐ EVENING LOOK

FACE
•
•
•
•

EYES
•
•
•
•

LIPS
•
•
•

CHEEKS
•
•
•

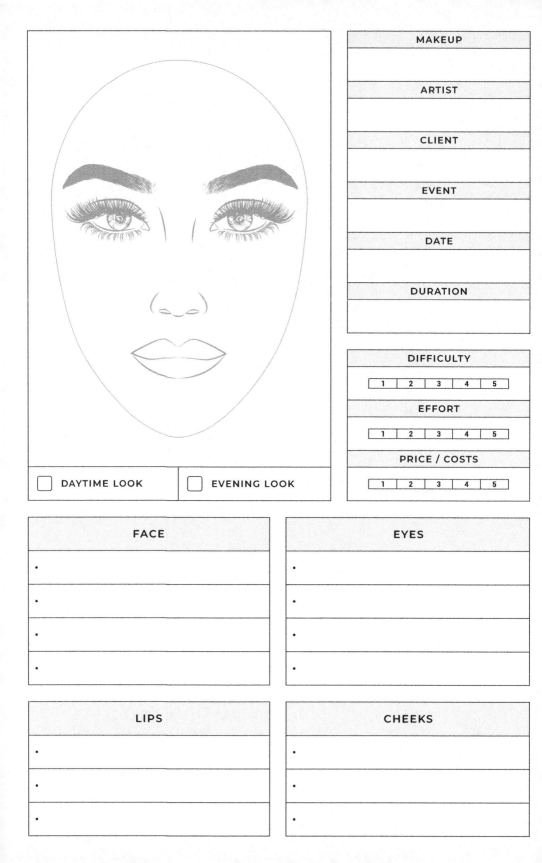

MAKEUP
ARTIST
CLIENT
EVENT
DATE
DURATION

☐ DAYTIME LOOK   ☐ EVENING LOOK

DIFFICULTY				
1	2	3	4	5
EFFORT				
1	2	3	4	5
PRICE / COSTS				
1	2	3	4	5

FACE
•
•
•
•

EYES
•
•
•
•

LIPS
•
•
•

CHEEKS
•
•
•

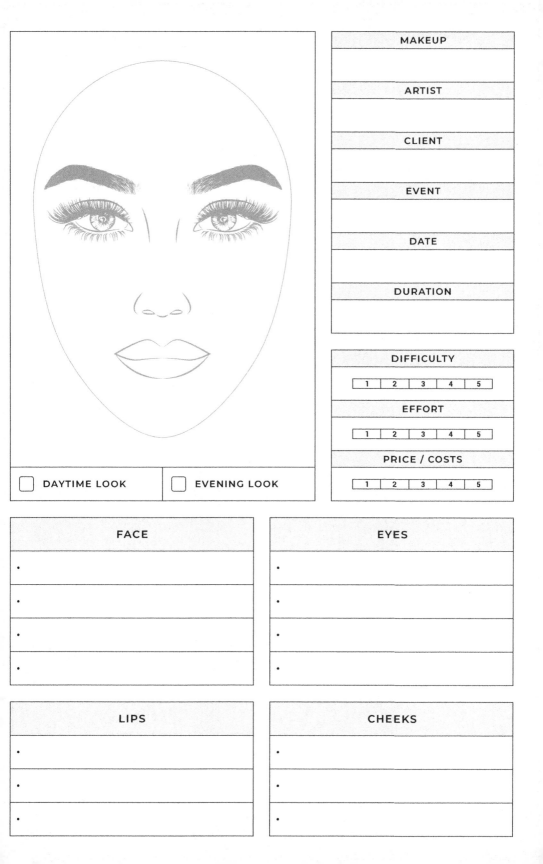

DAYTIME LOOK EVENING LOOK

MAKEUP
ARTIST
CLIENT
EVENT
DATE
DURATION

DIFFICULTY				
1	2	3	4	5
EFFORT				
1	2	3	4	5
PRICE / COSTS				
1	2	3	4	5

FACE
-
-
-
-

EYES
-
-
-
-

LIPS
-
-
-

CHEEKS
-
-
-

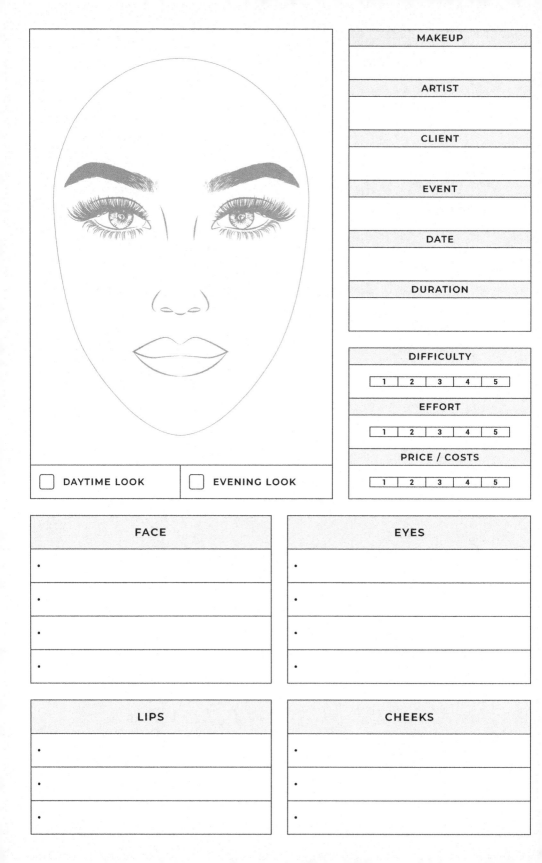

MAKEUP

ARTIST

CLIENT

EVENT

DATE

DURATION

☐ DAYTIME LOOK   ☐ EVENING LOOK

DIFFICULTY				
1	2	3	4	5

EFFORT				
1	2	3	4	5

PRICE / COSTS				
1	2	3	4	5

FACE

-
-
-
-

EYES

-
-
-
-

LIPS

-
-
-

CHEEKS

-
-
-

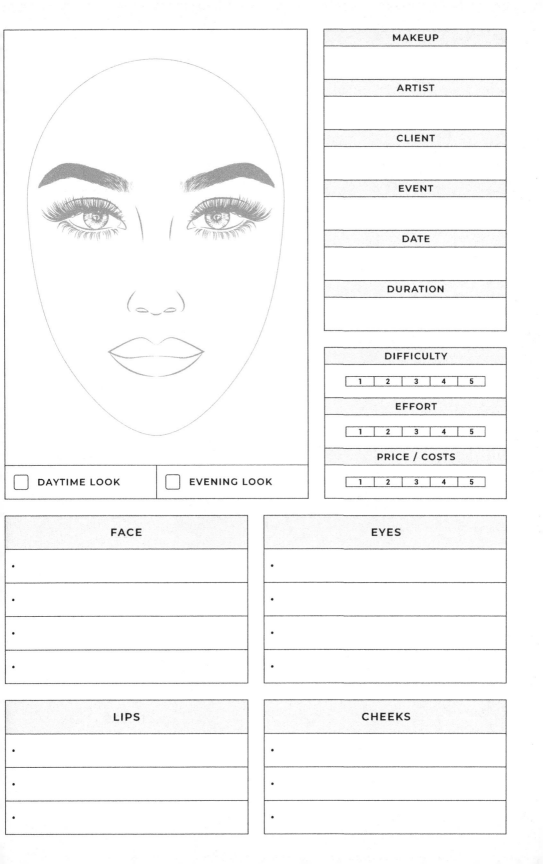

MAKEUP
ARTIST
CLIENT
EVENT
DATE
DURATION

DIFFICULTY				
1	2	3	4	5

EFFORT				
1	2	3	4	5

PRICE / COSTS				
1	2	3	4	5

☐ DAYTIME LOOK   ☐ EVENING LOOK

FACE
-
-
-
-

EYES
-
-
-
-

LIPS
-
-
-

CHEEKS
-
-
-

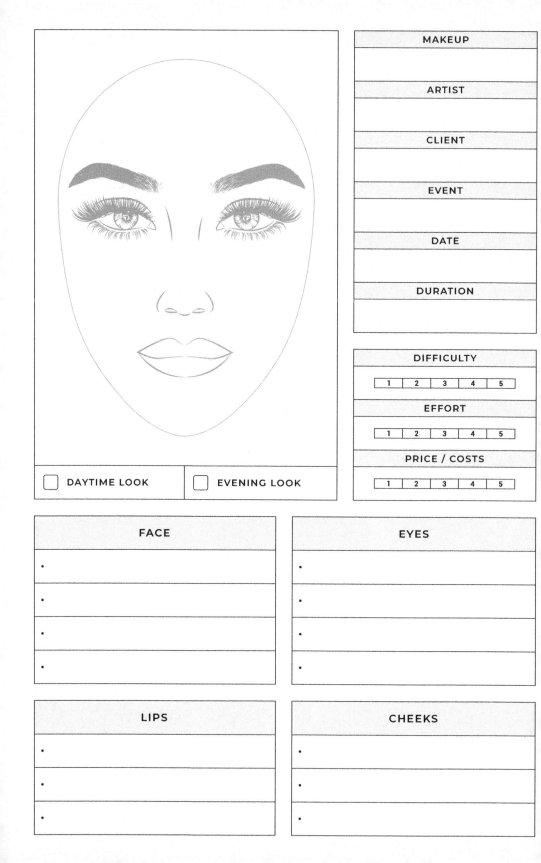

MAKEUP

ARTIST

CLIENT

EVENT

DATE

DURATION

DIFFICULTY				
1	2	3	4	5

EFFORT				
1	2	3	4	5

PRICE / COSTS				
1	2	3	4	5

☐ DAYTIME LOOK   ☐ EVENING LOOK

FACE
-
-
-
-

EYES
-
-
-
-

LIPS
-
-
-

CHEEKS
-
-
-

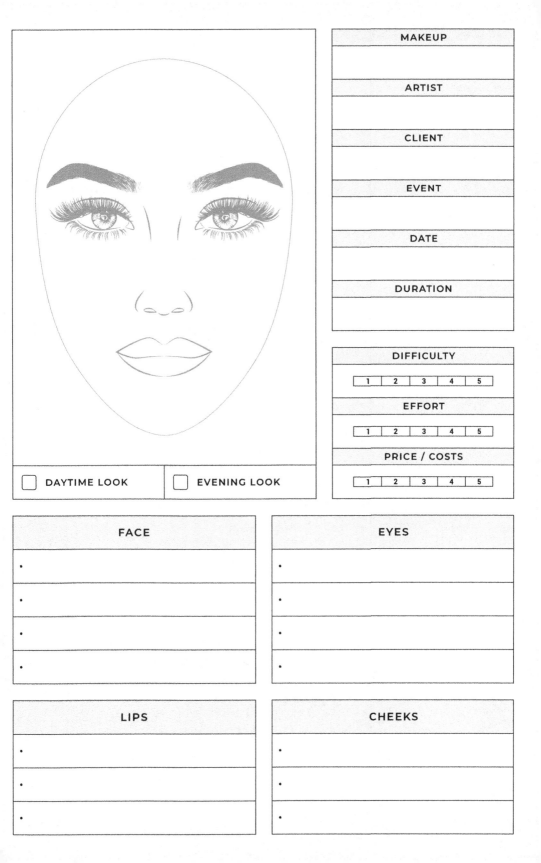

MAKEUP

ARTIST

CLIENT

EVENT

DATE

DURATION

DIFFICULTY				
1	2	3	4	5

EFFORT				
1	2	3	4	5

PRICE / COSTS				
1	2	3	4	5

☐ DAYTIME LOOK   ☐ EVENING LOOK

FACE

-
-
-
-

EYES

-
-
-
-

LIPS

-
-
-

CHEEKS

-
-
-

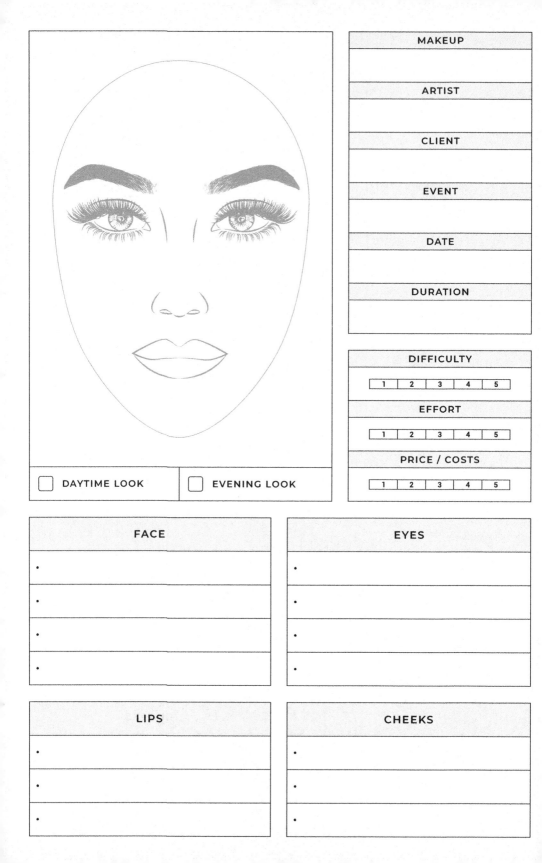

MAKEUP

ARTIST

CLIENT

EVENT

DATE

DURATION

DIFFICULTY				
1	2	3	4	5

EFFORT				
1	2	3	4	5

PRICE / COSTS				
1	2	3	4	5

☐ DAYTIME LOOK   ☐ EVENING LOOK

FACE

-
-
-
-

EYES

-
-
-
-

LIPS

-
-
-

CHEEKS

-
-
-

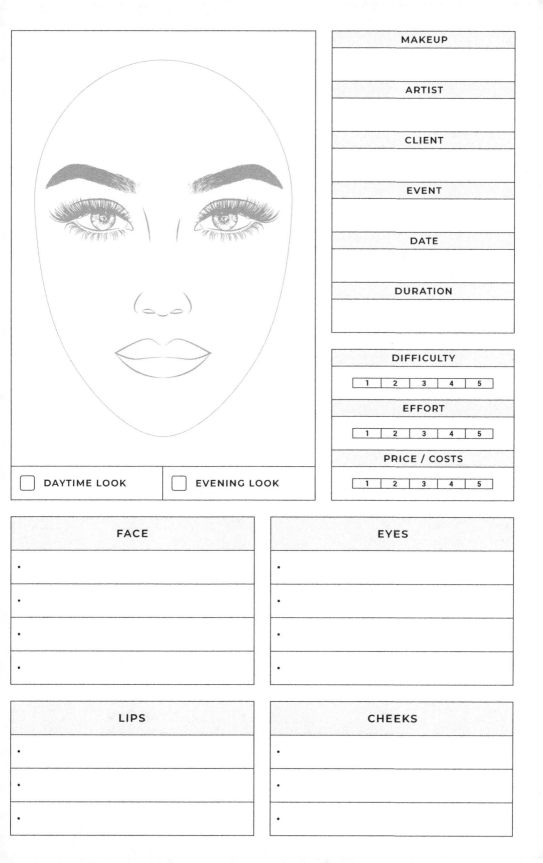

MAKEUP

ARTIST

CLIENT

EVENT

DATE

DURATION

DIFFICULTY

1	2	3	4	5

EFFORT

1	2	3	4	5

PRICE / COSTS

1	2	3	4	5

☐ DAYTIME LOOK   ☐ EVENING LOOK

FACE

-
-
-
-

EYES

-
-
-
-

LIPS

-
-
-

CHEEKS

-
-
-

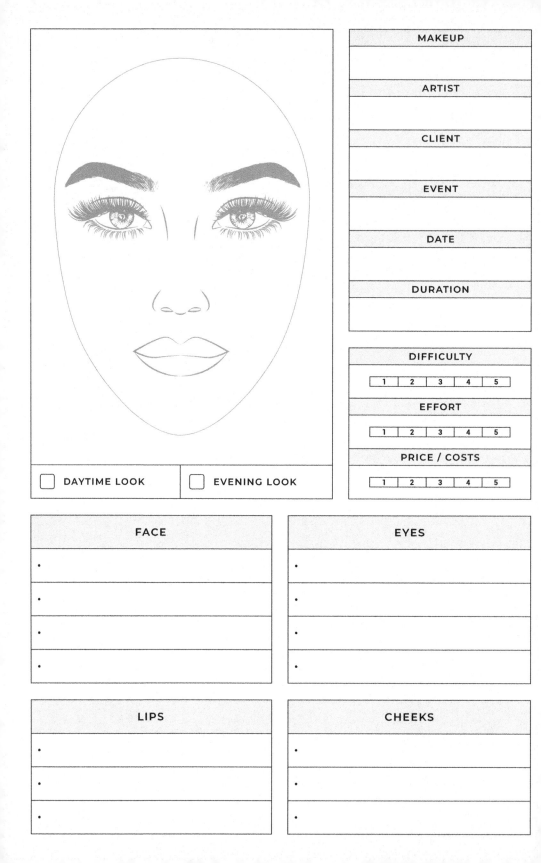

MAKEUP
ARTIST
CLIENT
EVENT
DATE
DURATION

DIFFICULTY				
1	2	3	4	5
EFFORT				
1	2	3	4	5
PRICE / COSTS				
1	2	3	4	5

☐ DAYTIME LOOK   ☐ EVENING LOOK

FACE
•
•
•
•

EYES
•
•
•
•

LIPS
•
•
•

CHEEKS
•
•
•

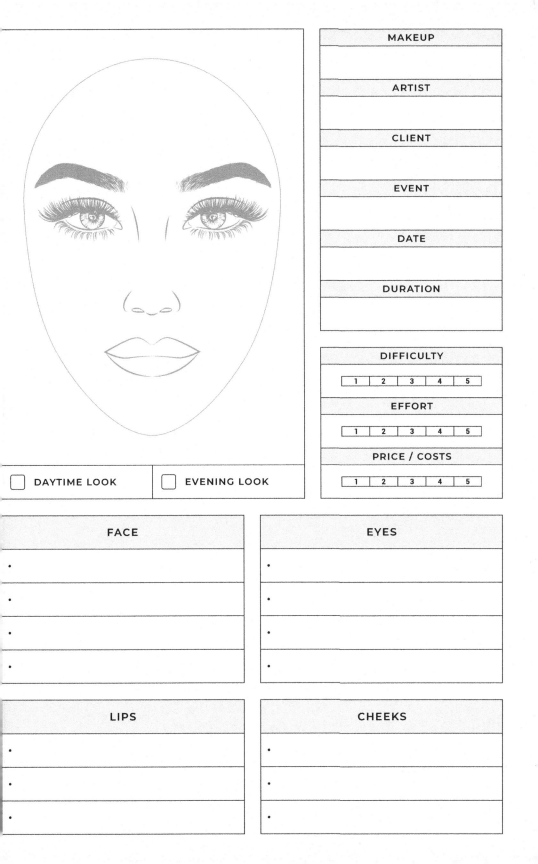

MAKEUP
ARTIST
CLIENT
EVENT
DATE
DURATION

DIFFICULTY				
1	2	3	4	5
EFFORT				
1	2	3	4	5
PRICE / COSTS				
1	2	3	4	5

☐ DAYTIME LOOK   ☐ EVENING LOOK

FACE
-
-
-
-

EYES
-
-
-

LIPS
-
-
-

CHEEKS
-
-

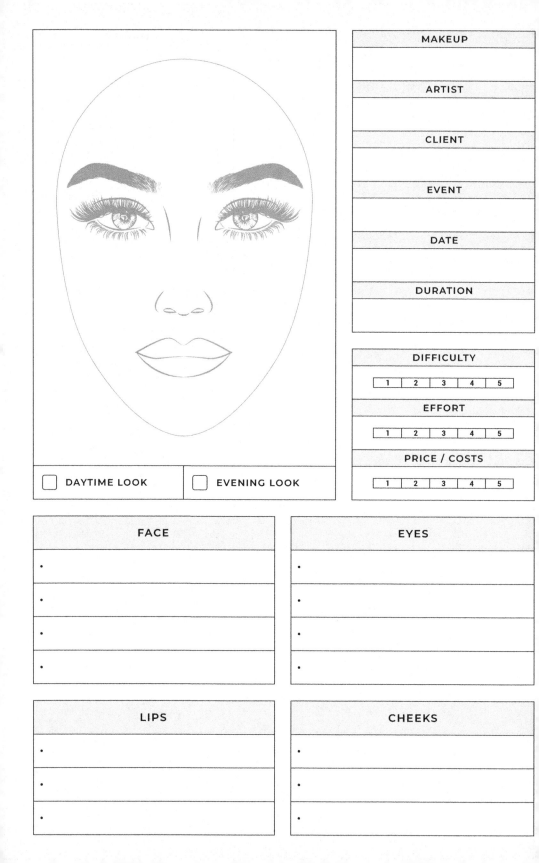

MAKEUP
ARTIST
CLIENT
EVENT
DATE
DURATION

DIFFICULTY				
1	2	3	4	5
EFFORT				
1	2	3	4	5
PRICE / COSTS				
1	2	3	4	5

☐ DAYTIME LOOK   ☐ EVENING LOOK

FACE
•
•
•
•

EYES
•
•
•
•

LIPS
•
•
•

CHEEKS
•
•
•

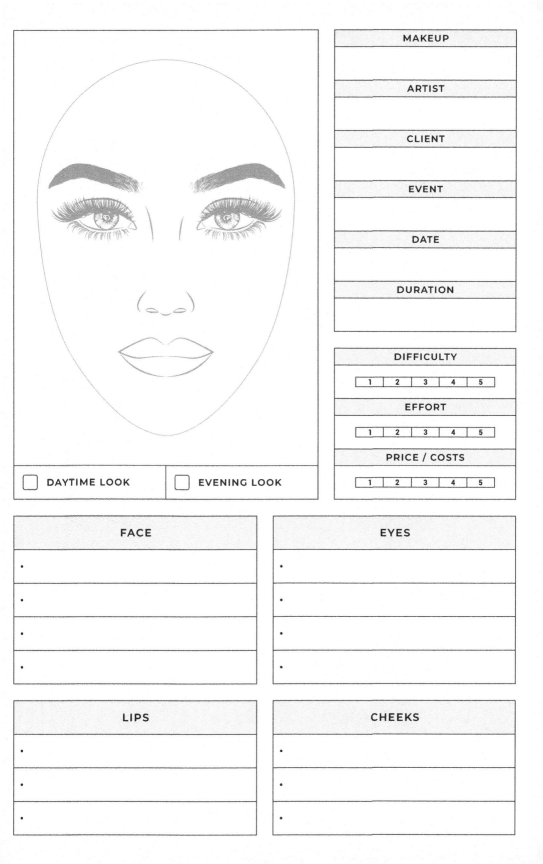

MAKEUP

ARTIST

CLIENT

EVENT

DATE

DURATION

DIFFICULTY				
1	2	3	4	5

EFFORT				
1	2	3	4	5

PRICE / COSTS				
1	2	3	4	5

☐ DAYTIME LOOK   ☐ EVENING LOOK

FACE

-
-
-
-

EYES

-
-
-
-

LIPS

-
-
-

CHEEKS

-
-
-

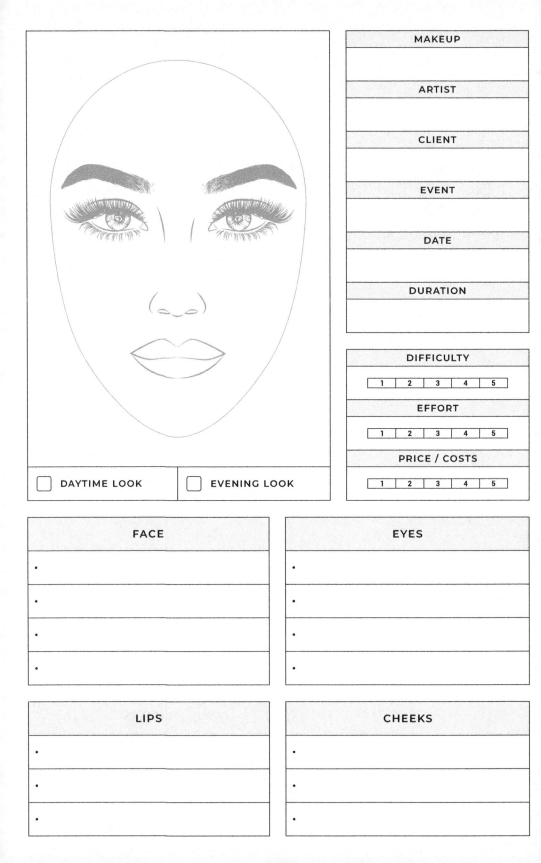

MAKEUP

ARTIST

CLIENT

EVENT

DATE

DURATION

DIFFICULTY				
1	2	3	4	5

EFFORT				
1	2	3	4	5

PRICE / COSTS				
1	2	3	4	5

☐ DAYTIME LOOK   ☐ EVENING LOOK

FACE

-
-
-
-

EYES

-
-
-
-

LIPS

-
-
-

CHEEKS

-
-
-

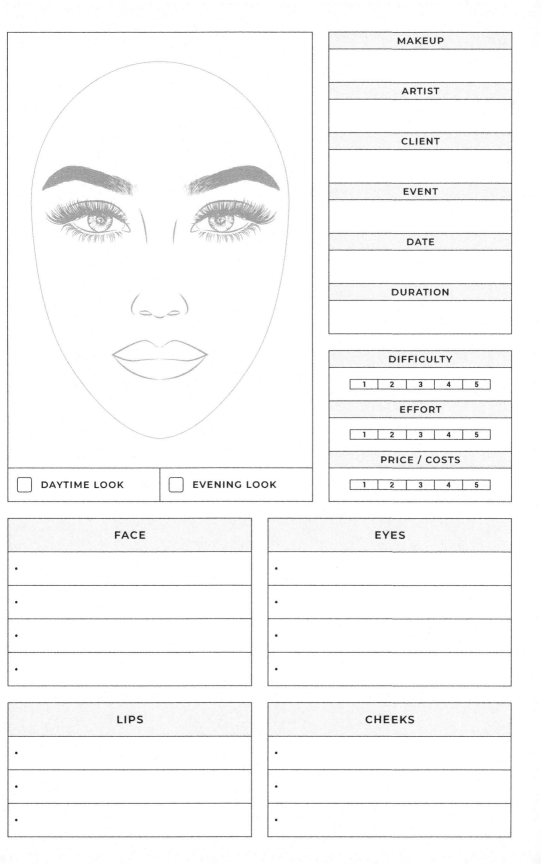

MAKEUP
ARTIST
CLIENT
EVENT
DATE
DURATION

DIFFICULTY				
1	2	3	4	5
EFFORT				
1	2	3	4	5
PRICE / COSTS				
1	2	3	4	5

☐ DAYTIME LOOK   ☐ EVENING LOOK

FACE
•
•
•
•

EYES
•
•
•
•

LIPS
•
•
•

CHEEKS
•
•
•

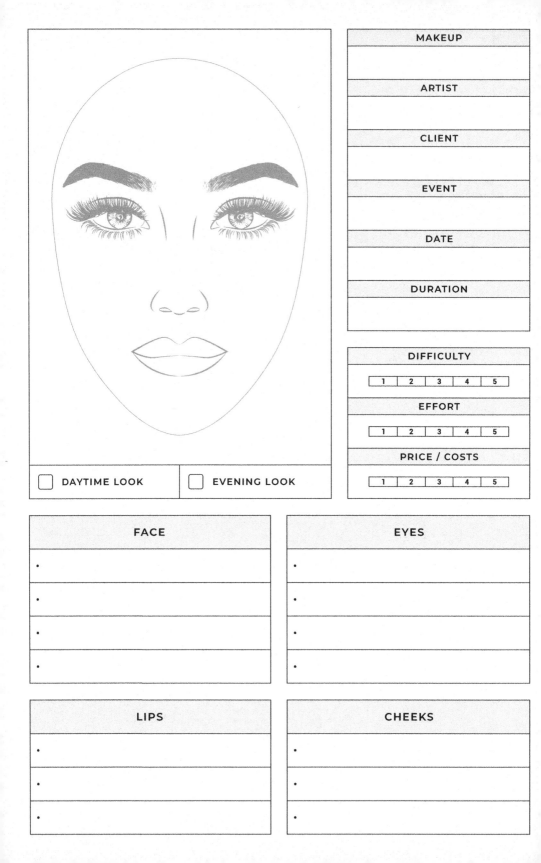

MAKEUP

ARTIST

CLIENT

EVENT

DATE

DURATION

DIFFICULTY				
1	2	3	4	5

EFFORT				
1	2	3	4	5

PRICE / COSTS				
1	2	3	4	5

☐ DAYTIME LOOK   ☐ EVENING LOOK

FACE
•
•
•
•

EYES
•
•
•
•

LIPS
•
•
•

CHEEKS
•
•
•

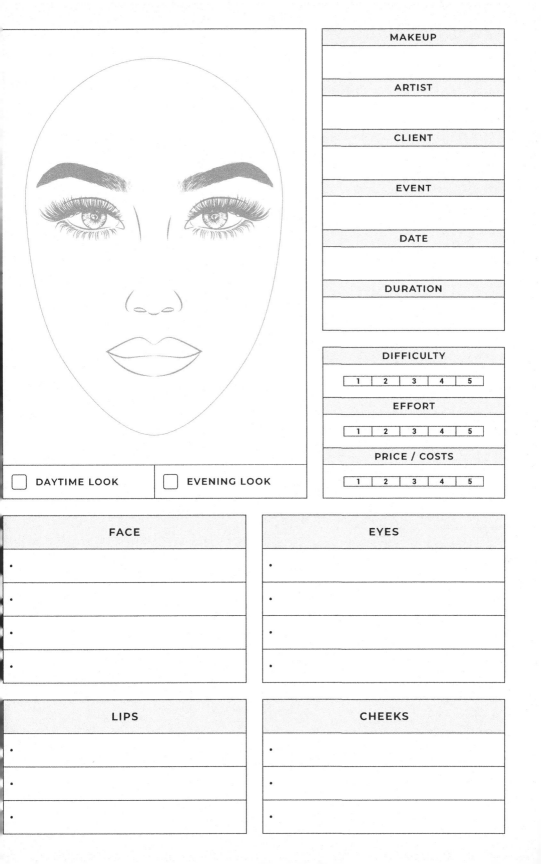

| MAKEUP |
| ARTIST |
| CLIENT |
| EVENT |
| DATE |
| DURATION |

☐ DAYTIME LOOK   ☐ EVENING LOOK

DIFFICULTY				
1	2	3	4	5

EFFORT				
1	2	3	4	5

PRICE / COSTS				
1	2	3	4	5

FACE

-
-
-
-

EYES

-
-
-
-

LIPS

-
-
-

CHEEKS

-
-
-

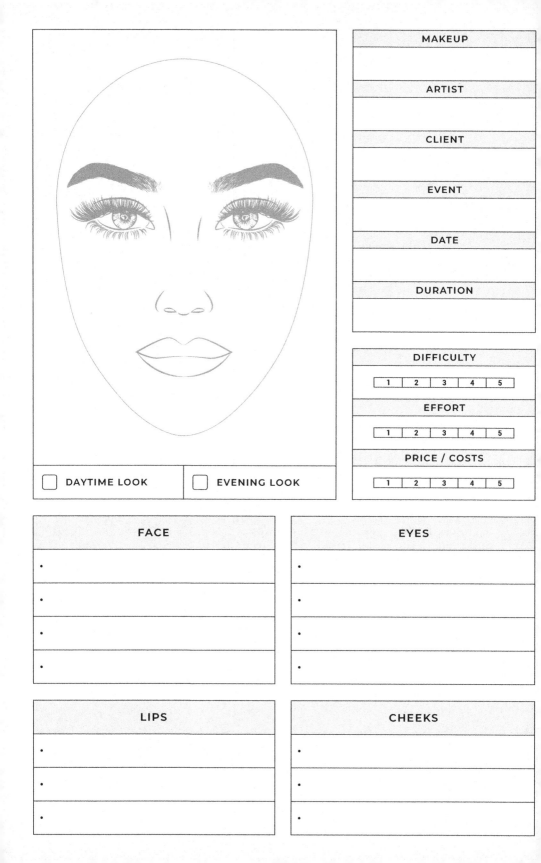

MAKEUP
ARTIST
CLIENT
EVENT
DATE
DURATION

☐ DAYTIME LOOK   ☐ EVENING LOOK

DIFFICULTY				
1	2	3	4	5
EFFORT				
1	2	3	4	5
PRICE / COSTS				
1	2	3	4	5

FACE
•
•
•
•

EYES
•
•
•
•

LIPS
•
•
•

CHEEKS
•
•
•

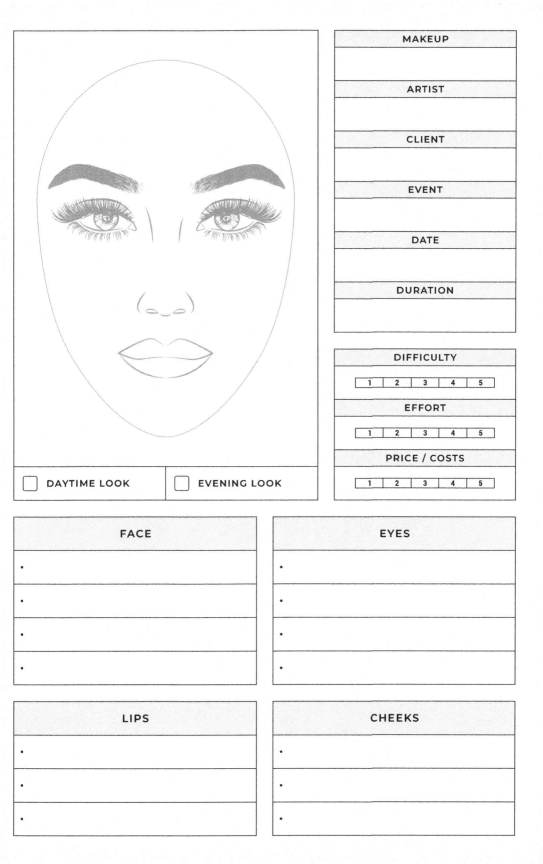

MAKEUP

ARTIST

CLIENT

EVENT

DATE

DURATION

DIFFICULTY				
1	2	3	4	5

EFFORT				
1	2	3	4	5

PRICE / COSTS				
1	2	3	4	5

☐ DAYTIME LOOK   ☐ EVENING LOOK

FACE
-
-
-
-

EYES
-
-
-
-

LIPS
-
-
-

CHEEKS
-
-
-

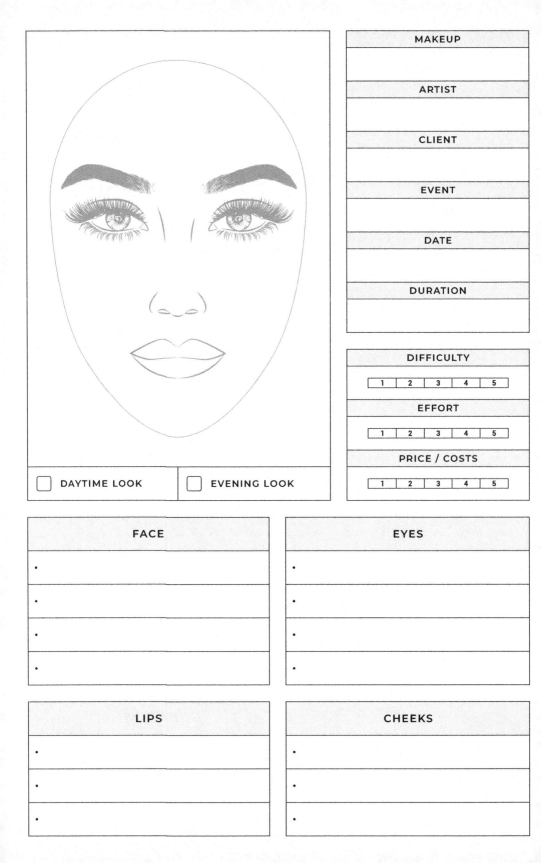

MAKEUP

ARTIST

CLIENT

EVENT

DATE

DURATION

DIFFICULTY

| 1 | 2 | 3 | 4 | 5 |

EFFORT

| 1 | 2 | 3 | 4 | 5 |

PRICE / COSTS

| 1 | 2 | 3 | 4 | 5 |

☐ DAYTIME LOOK   ☐ EVENING LOOK

FACE

-
-
-
-

EYES

-
-
-
-

LIPS

-
-
-

CHEEKS

-
-
-

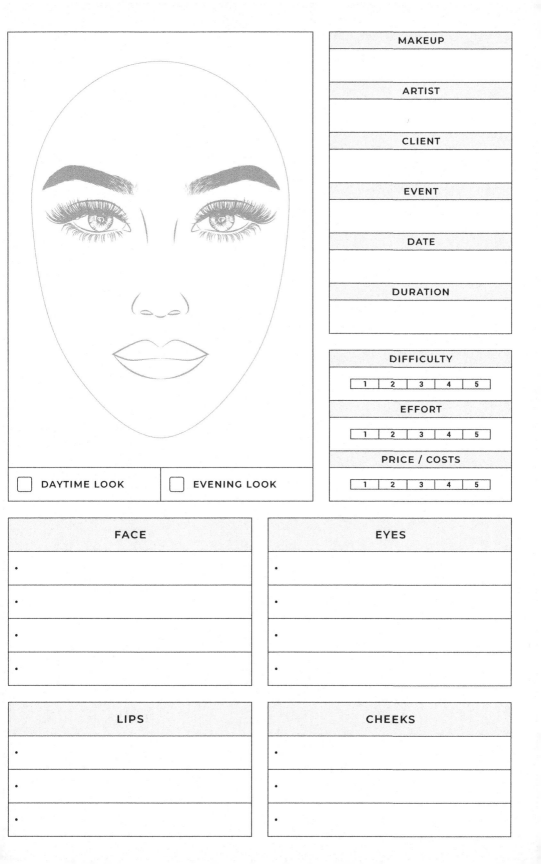

MAKEUP

ARTIST

CLIENT

EVENT

DATE

DURATION

DIFFICULTY				
1	2	3	4	5

EFFORT				
1	2	3	4	5

PRICE / COSTS				
1	2	3	4	5

☐ DAYTIME LOOK   ☐ EVENING LOOK

FACE
-
-
-
-

EYES
-
-
-
-

LIPS
-
-
-

CHEEKS
-
-
-

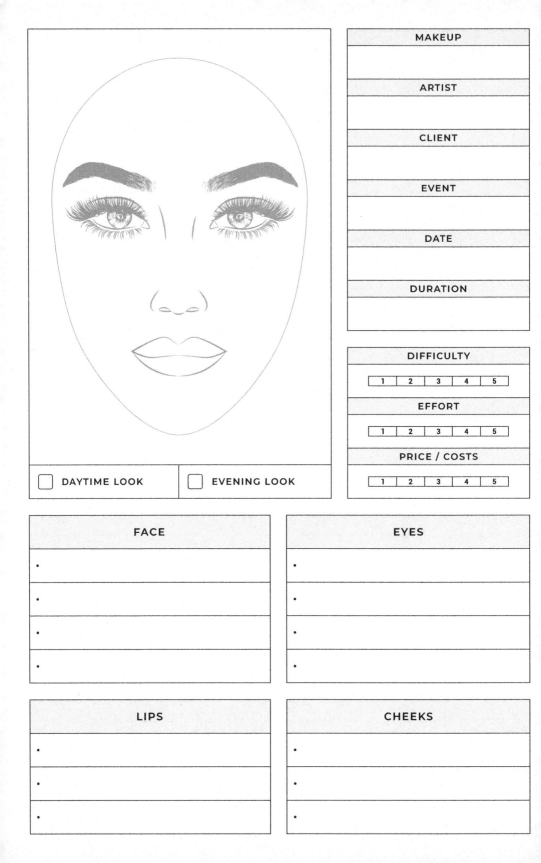

MAKEUP

ARTIST

CLIENT

EVENT

DATE

DURATION

DIFFICULTY				
1	2	3	4	5

EFFORT				
1	2	3	4	5

PRICE / COSTS				
1	2	3	4	5

☐ DAYTIME LOOK   ☐ EVENING LOOK

FACE
-
-
-
-

EYES
-
-
-
-

LIPS
-
-
-

CHEEKS
-
-
-

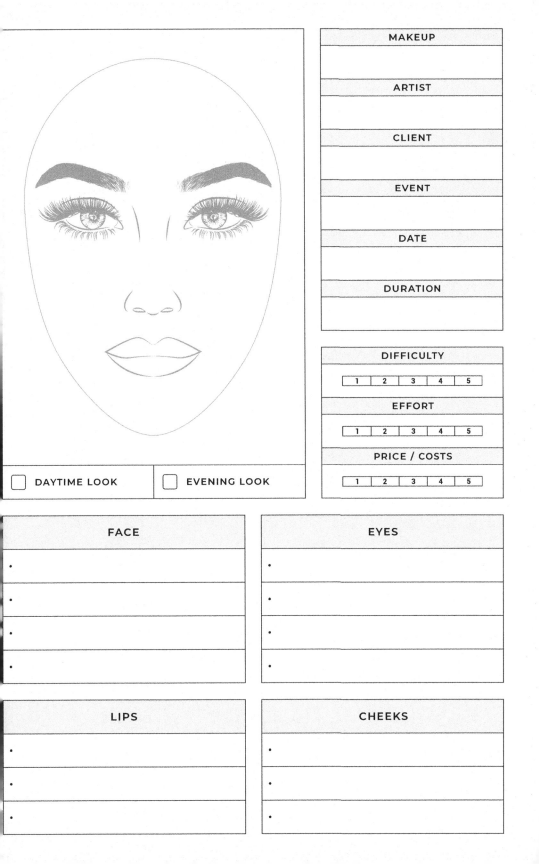

MAKEUP
ARTIST
CLIENT
EVENT
DATE
DURATION

DIFFICULTY				
1	2	3	4	5
EFFORT				
1	2	3	4	5
PRICE / COSTS				
1	2	3	4	5

☐ DAYTIME LOOK   ☐ EVENING LOOK

FACE
•
•
•
•

EYES
•
•
•
•

LIPS
•
•
•

CHEEKS
•
•
•

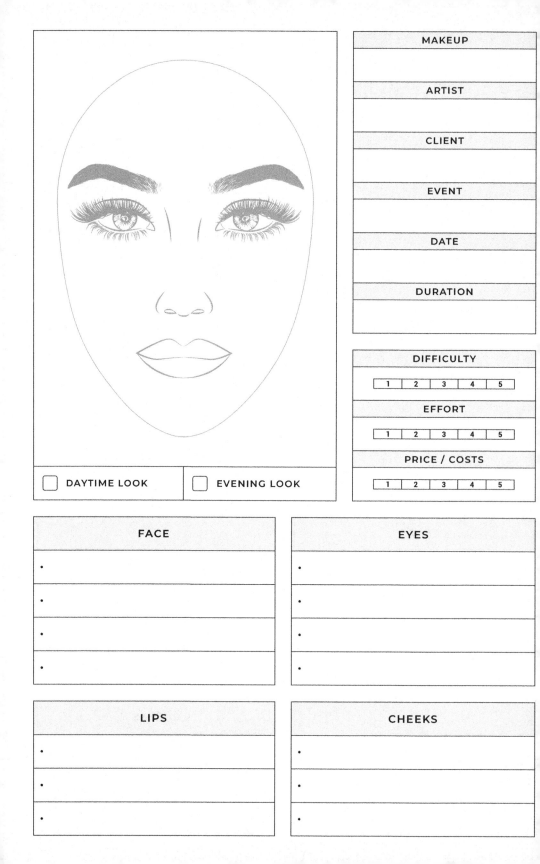

MAKEUP

ARTIST

CLIENT

EVENT

DATE

DURATION

☐ DAYTIME LOOK   ☐ EVENING LOOK

DIFFICULTY				
1	2	3	4	5

EFFORT				
1	2	3	4	5

PRICE / COSTS				
1	2	3	4	5

FACE
-
-
-
-

EYES
-
-
-
-

LIPS
-
-
-

CHEEKS
-
-
-

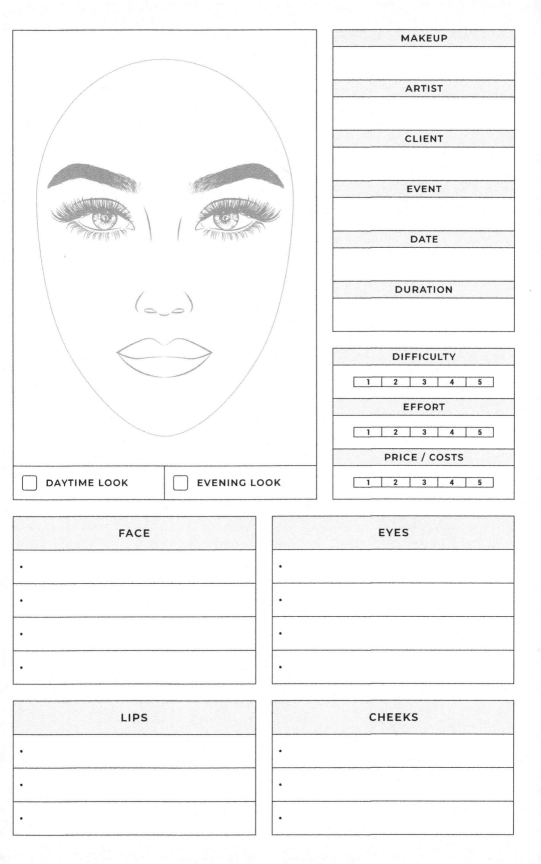

MAKEUP

ARTIST

CLIENT

EVENT

DATE

DURATION

DIFFICULTY				
1	2	3	4	5

EFFORT				
1	2	3	4	5

PRICE / COSTS				
1	2	3	4	5

☐ DAYTIME LOOK   ☐ EVENING LOOK

FACE
-
-
-
-

EYES
-
-
-
-

LIPS
-
-
-

CHEEKS
-
-
-

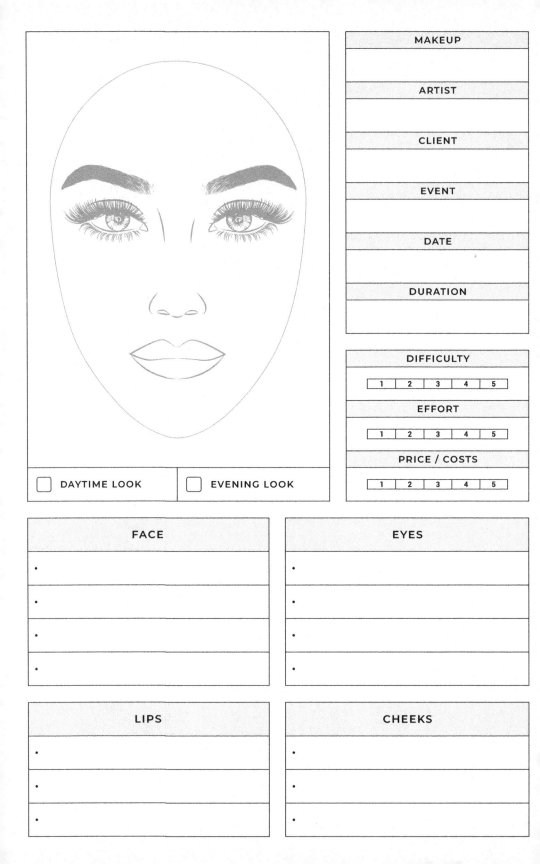

MAKEUP
ARTIST
CLIENT
EVENT
DATE
DURATION

☐ DAYTIME LOOK   ☐ EVENING LOOK

DIFFICULTY
1	2	3	4	5

EFFORT
1	2	3	4	5

PRICE / COSTS
1	2	3	4	5

FACE
•
•
•
•

EYES
•
•
•
•

LIPS
•
•
•

CHEEKS
•
•
•

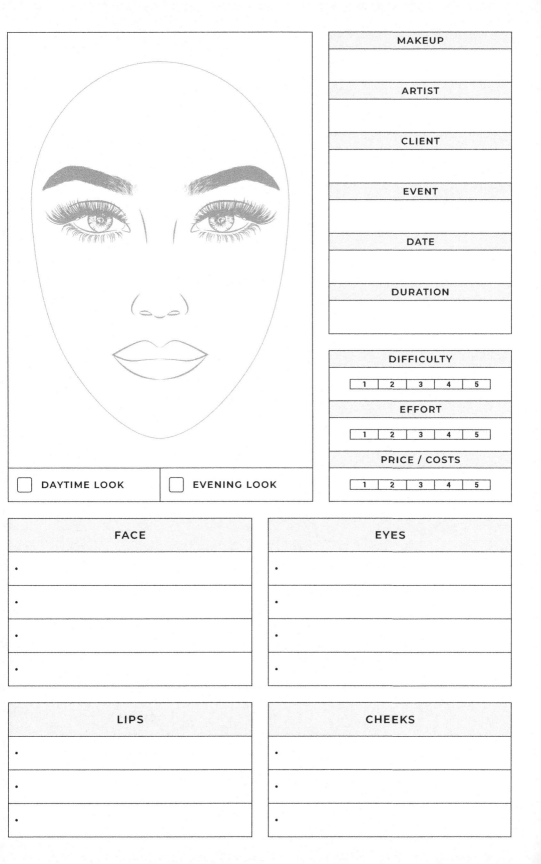

MAKEUP

ARTIST

CLIENT

EVENT

DATE

DURATION

DIFFICULTY

| 1 | 2 | 3 | 4 | 5 |

EFFORT

| 1 | 2 | 3 | 4 | 5 |

PRICE / COSTS

| 1 | 2 | 3 | 4 | 5 |

☐ DAYTIME LOOK   ☐ EVENING LOOK

FACE

-
-
-
-

EYES

-
-
-
-

LIPS

-
-
-

CHEEKS

-
-
-

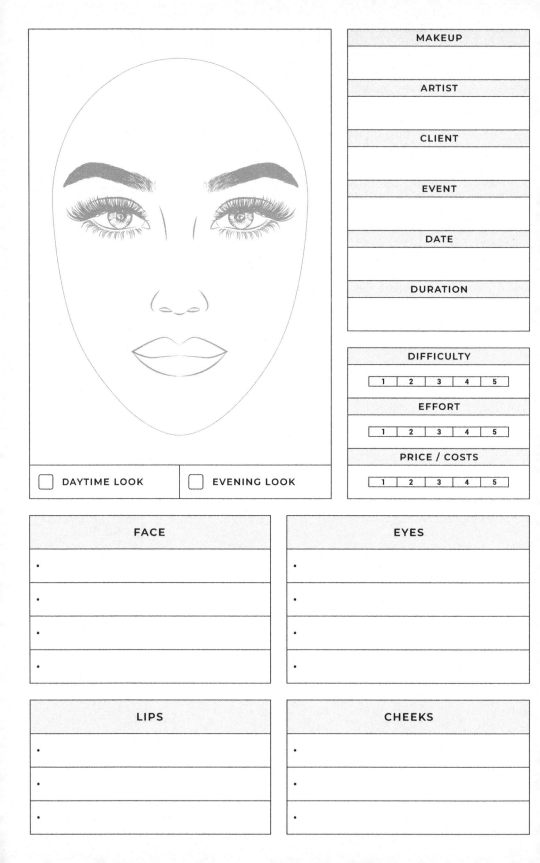

MAKEUP
ARTIST
CLIENT
EVENT
DATE
DURATION

DIFFICULTY				
1	2	3	4	5
EFFORT				
1	2	3	4	5
PRICE / COSTS				
1	2	3	4	5

☐ DAYTIME LOOK   ☐ EVENING LOOK

FACE
•
•
•
•

EYES
•
•
•
•

LIPS
•
•
•

CHEEKS
•
•
•

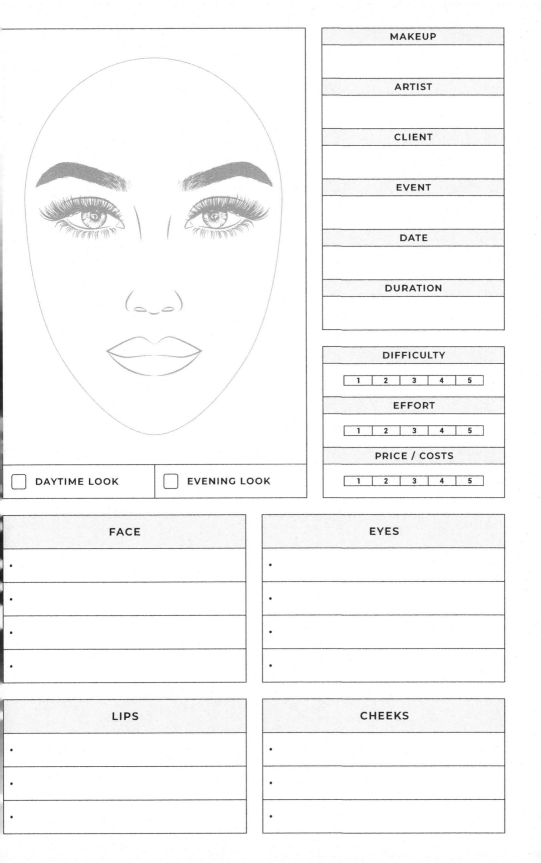

MAKEUP
ARTIST
CLIENT
EVENT
DATE
DURATION

DIFFICULTY				
1	2	3	4	5
EFFORT				
1	2	3	4	5
PRICE / COSTS				
1	2	3	4	5

☐ DAYTIME LOOK   ☐ EVENING LOOK

FACE
-
-
-
-

EYES
-
-
-
-

LIPS
-
-
-

CHEEKS
-
-
-

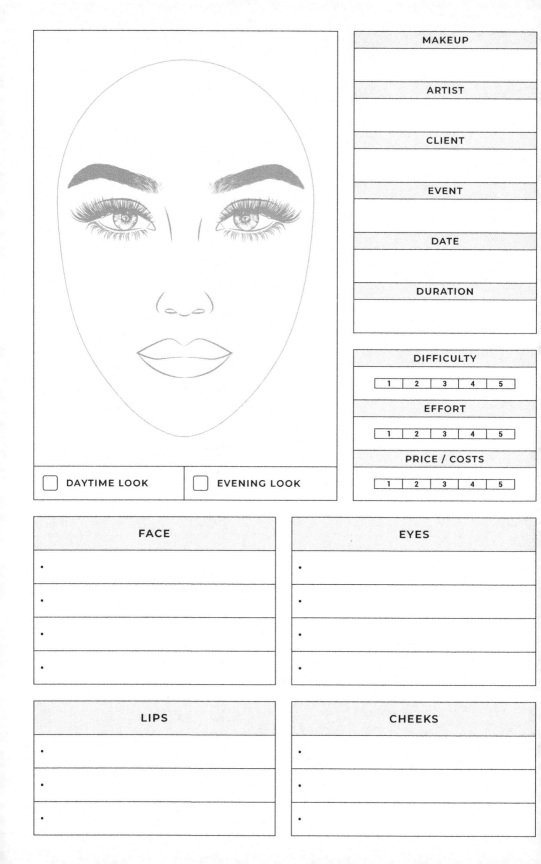

MAKEUP

ARTIST

CLIENT

EVENT

DATE

DURATION

DIFFICULTY				
1	2	3	4	5

EFFORT				
1	2	3	4	5

PRICE / COSTS				
1	2	3	4	5

☐ DAYTIME LOOK   ☐ EVENING LOOK

FACE

-
-
-
-

EYES

-
-
-
-

LIPS

-
-
-

CHEEKS

-
-
-

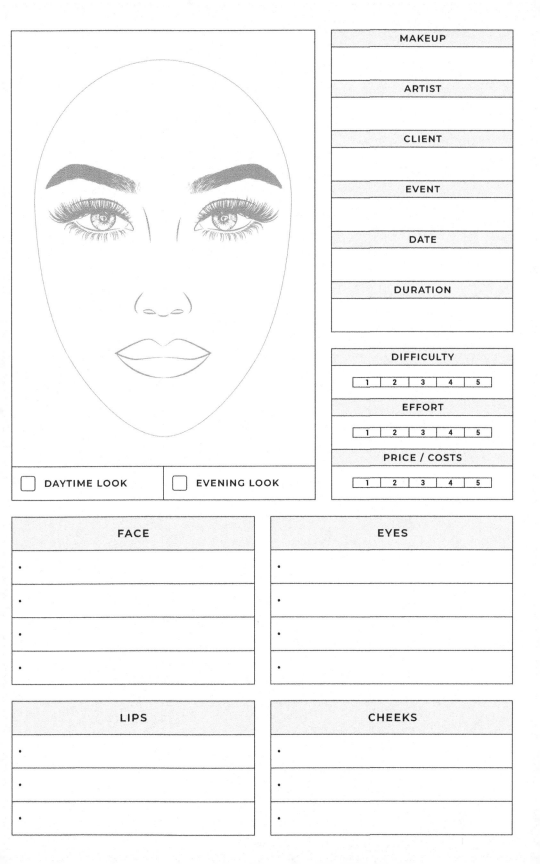

| MAKEUP |
| ARTIST |
| CLIENT |
| EVENT |
| DATE |
| DURATION |

DIFFICULTY				
1	2	3	4	5

EFFORT				
1	2	3	4	5

PRICE / COSTS				
1	2	3	4	5

☐ DAYTIME LOOK   ☐ EVENING LOOK

FACE
-
-
-
-

EYES
-
-
-
-

LIPS
-
-
-

CHEEKS
-
-
-

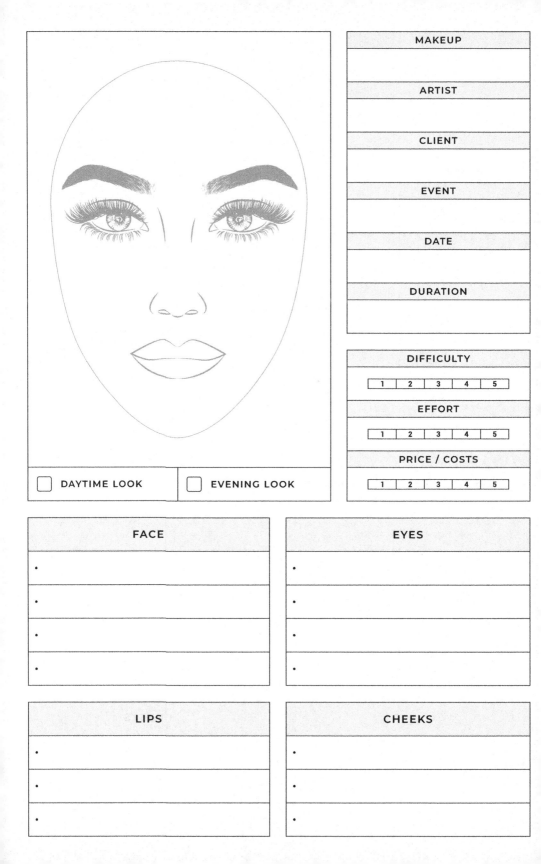

MAKEUP

ARTIST

CLIENT

EVENT

DATE

DURATION

DIFFICULTY

| 1 | 2 | 3 | 4 | 5 |

EFFORT

| 1 | 2 | 3 | 4 | 5 |

PRICE / COSTS

| 1 | 2 | 3 | 4 | 5 |

☐ DAYTIME LOOK   ☐ EVENING LOOK

FACE

-
-
-
-

EYES

-
-
-

LIPS

-
-
-

CHEEKS

-
-
-

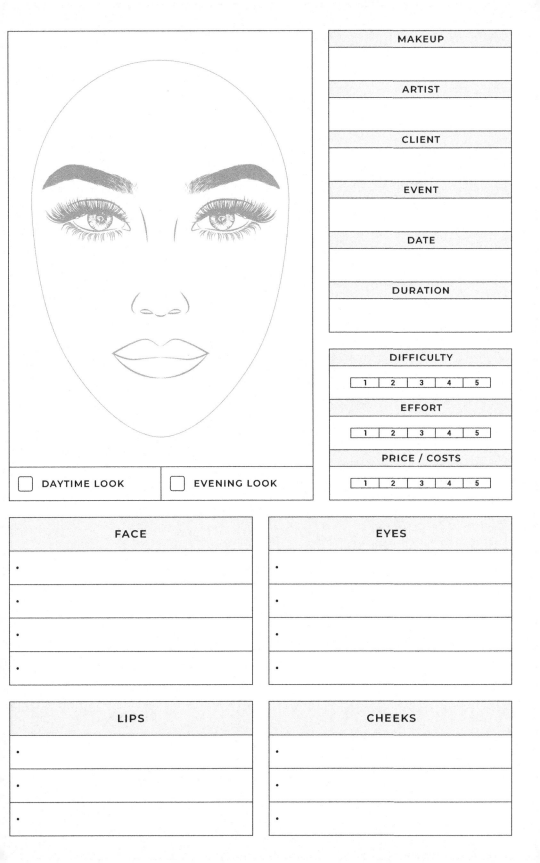

MAKEUP

ARTIST

CLIENT

EVENT

DATE

DURATION

DIFFICULTY				
1	2	3	4	5

EFFORT				
1	2	3	4	5

PRICE / COSTS				
1	2	3	4	5

☐ DAYTIME LOOK   ☐ EVENING LOOK

FACE
-
-
-
-

EYES
-
-
-
-

LIPS
-
-
-

CHEEKS
-
-
-

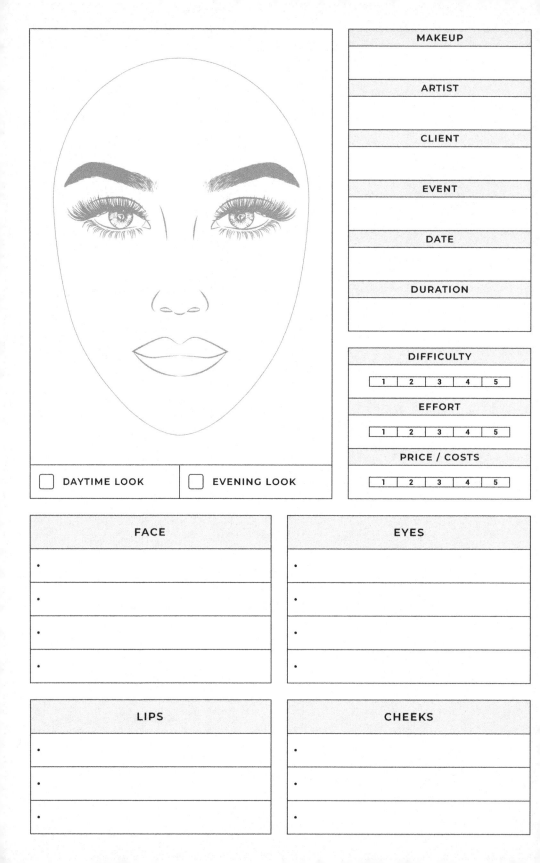

| MAKEUP |
| |

| ARTIST |
| |

| CLIENT |
| |

| EVENT |
| |

| DATE |
| |

| DURATION |
| |

DIFFICULTY				
1	2	3	4	5

EFFORT				
1	2	3	4	5

PRICE / COSTS				
1	2	3	4	5

☐ DAYTIME LOOK   ☐ EVENING LOOK

FACE
•
•
•
•

EYES
•
•
•
•

LIPS
•
•
•

CHEEKS
•
•
•

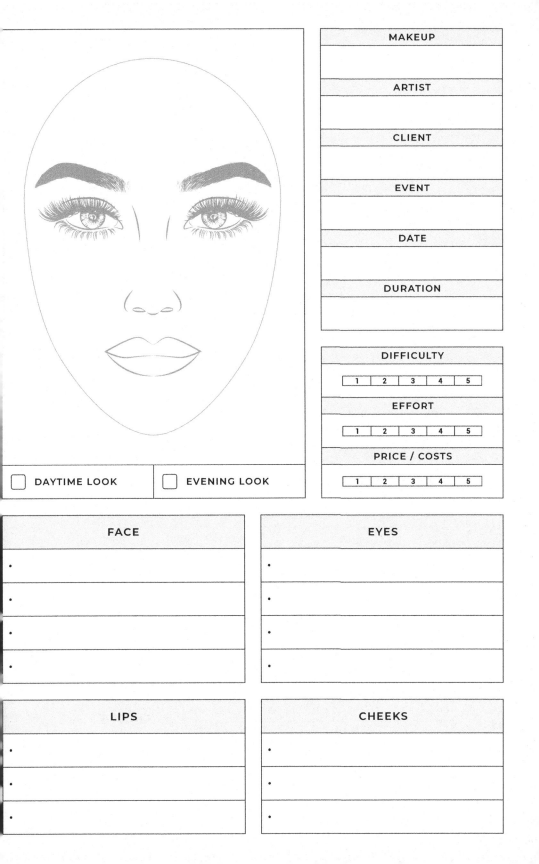

MAKEUP
ARTIST
CLIENT
EVENT
DATE
DURATION

DIFFICULTY				
1	2	3	4	5
EFFORT				
1	2	3	4	5
PRICE / COSTS				
1	2	3	4	5

☐ DAYTIME LOOK   ☐ EVENING LOOK

FACE
-
-
-
-

EYES
-
-
-
-

LIPS
-
-
-

CHEEKS
-
-
-

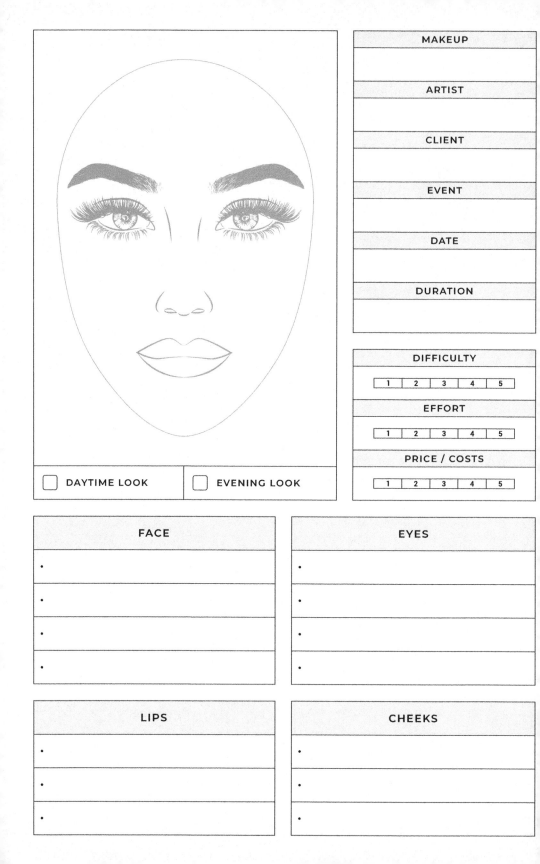

MAKEUP
ARTIST
CLIENT
EVENT
DATE
DURATION

DIFFICULTY				
1	2	3	4	5
EFFORT				
1	2	3	4	5
PRICE / COSTS				
1	2	3	4	5

☐ DAYTIME LOOK   ☐ EVENING LOOK

FACE
•
•
•
•

EYES
•
•
•
•

LIPS
•
•
•

CHEEKS
•
•
•

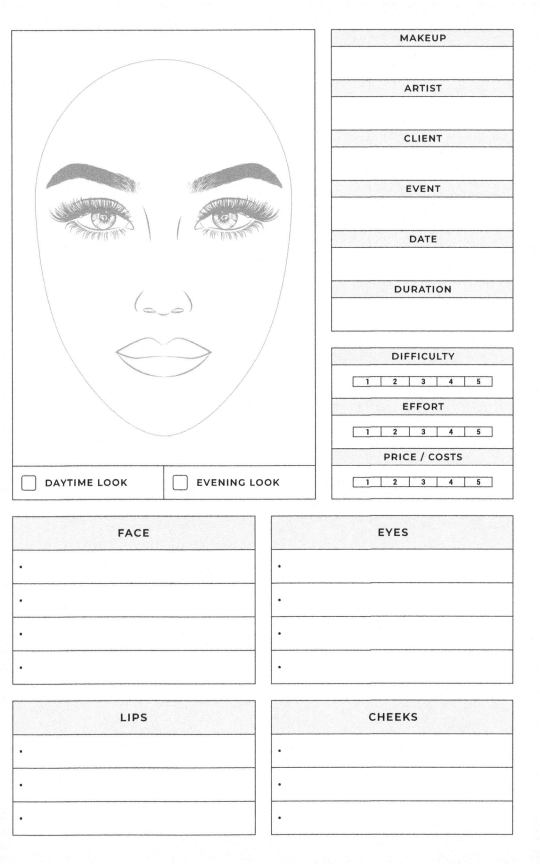

MAKEUP

ARTIST

CLIENT

EVENT

DATE

DURATION

DIFFICULTY				
1	2	3	4	5

EFFORT				
1	2	3	4	5

PRICE / COSTS				
1	2	3	4	5

☐ DAYTIME LOOK   ☐ EVENING LOOK

FACE

-
-
-
-

EYES

-
-
-
-

LIPS

-
-
-

CHEEKS

-
-
-

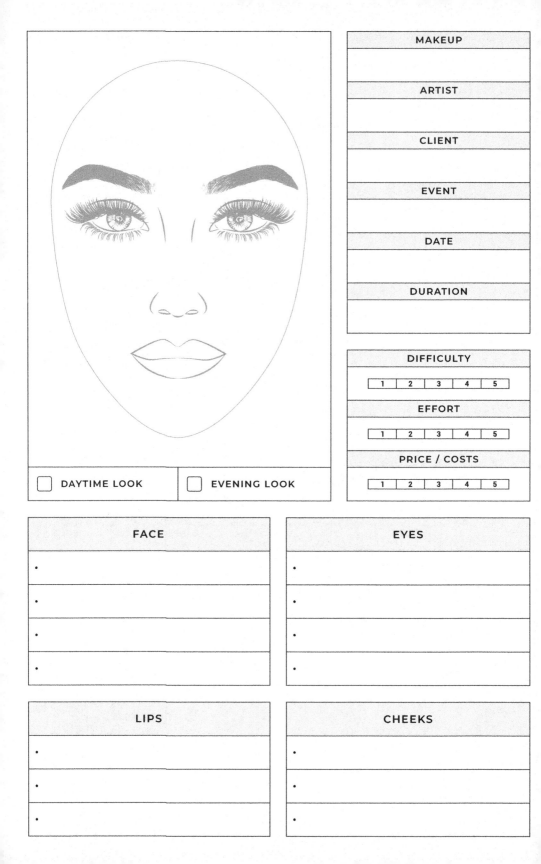

MAKEUP
ARTIST
CLIENT
EVENT
DATE
DURATION

DIFFICULTY				
1	2	3	4	5
EFFORT				
1	2	3	4	5
PRICE / COSTS				
1	2	3	4	5

☐ DAYTIME LOOK   ☐ EVENING LOOK

FACE
•
•
•
•

EYES
•
•
•
•

LIPS
•
•
•

CHEEKS
•
•
•

MAKEUP
ARTIST
CLIENT
EVENT
DATE
DURATION

DIFFICULTY				
1	2	3	4	5
EFFORT				
1	2	3	4	5
PRICE / COSTS				
1	2	3	4	5

☐ DAYTIME LOOK ☐ EVENING LOOK

FACE
•
•
•
•

EYES
•
•
•
•

LIPS
•
•
•

CHEEKS
•
•
•

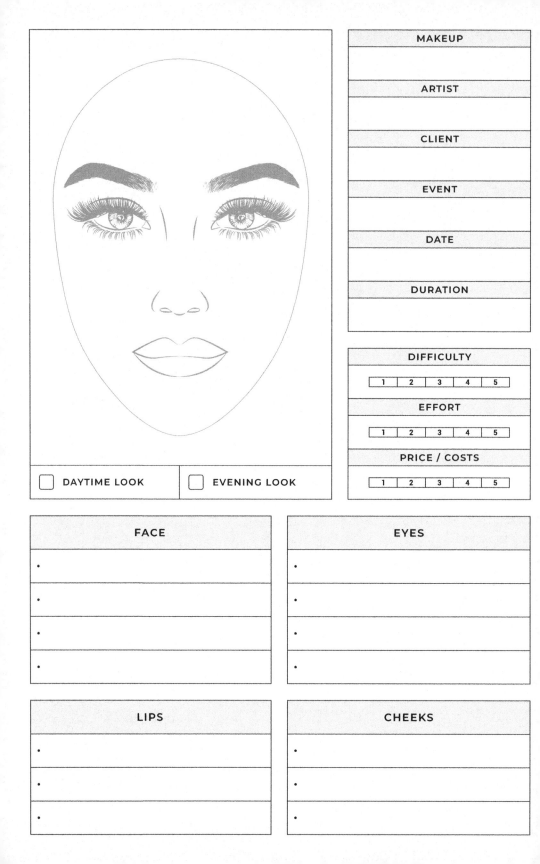

MAKEUP

ARTIST

CLIENT

EVENT

DATE

DURATION

DIFFICULTY				
1	2	3	4	5

EFFORT				
1	2	3	4	5

PRICE / COSTS				
1	2	3	4	5

☐ DAYTIME LOOK   ☐ EVENING LOOK

FACE

-
-
-
-

EYES

-
-
-
-

LIPS

-
-
-

CHEEKS

-
-
-

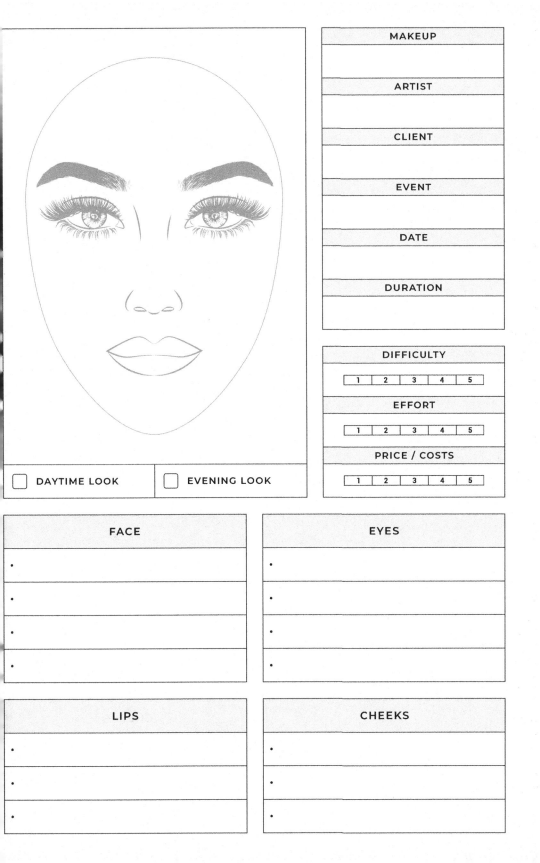

MAKEUP

ARTIST

CLIENT

EVENT

DATE

DURATION

DIFFICULTY				
1	2	3	4	5

EFFORT				
1	2	3	4	5

PRICE / COSTS				
1	2	3	4	5

☐ DAYTIME LOOK   ☐ EVENING LOOK

FACE

-
-
-
-

EYES

-
-
-
-

LIPS

-
-
-

CHEEKS

-
-
-

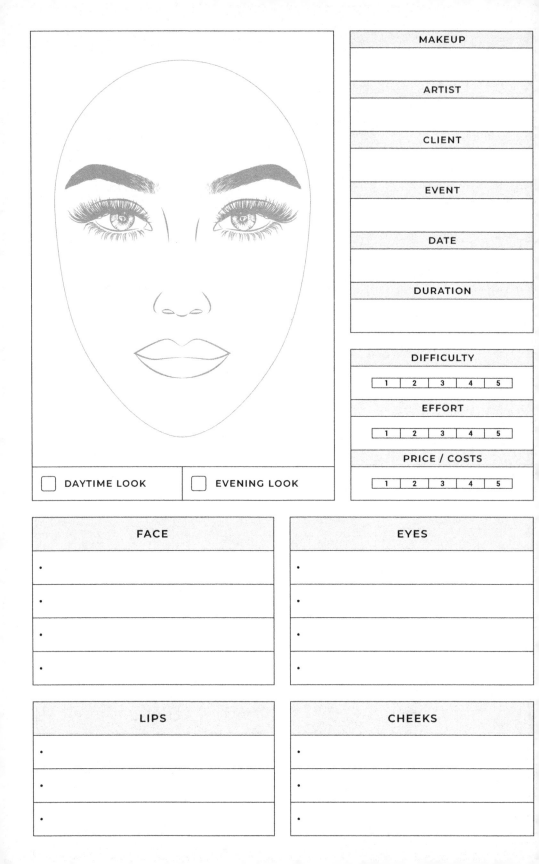

MAKEUP
ARTIST
CLIENT
EVENT
DATE
DURATION

DIFFICULTY				
1	2	3	4	5
EFFORT				
1	2	3	4	5
PRICE / COSTS				
1	2	3	4	5

☐ DAYTIME LOOK   ☐ EVENING LOOK

FACE
•
•
•
•

EYES
•
•
•
•

LIPS
•
•
•

CHEEKS
•
•
•

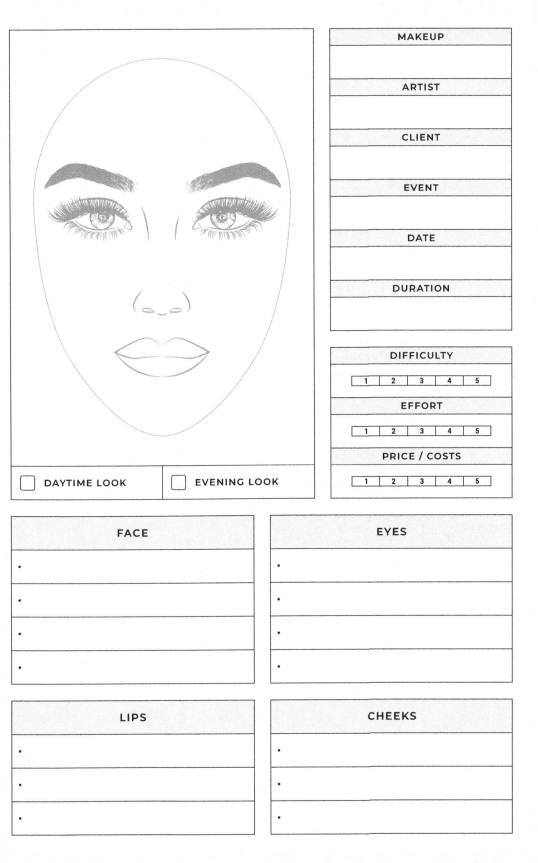

MAKEUP
ARTIST
CLIENT
EVENT
DATE
DURATION

DIFFICULTY				
1	2	3	4	5
EFFORT				
1	2	3	4	5
PRICE / COSTS				
1	2	3	4	5

☐ DAYTIME LOOK   ☐ EVENING LOOK

FACE
•
•
•
•

EYES
•
•
•
•

LIPS
•
•
•

CHEEKS
•
•
•

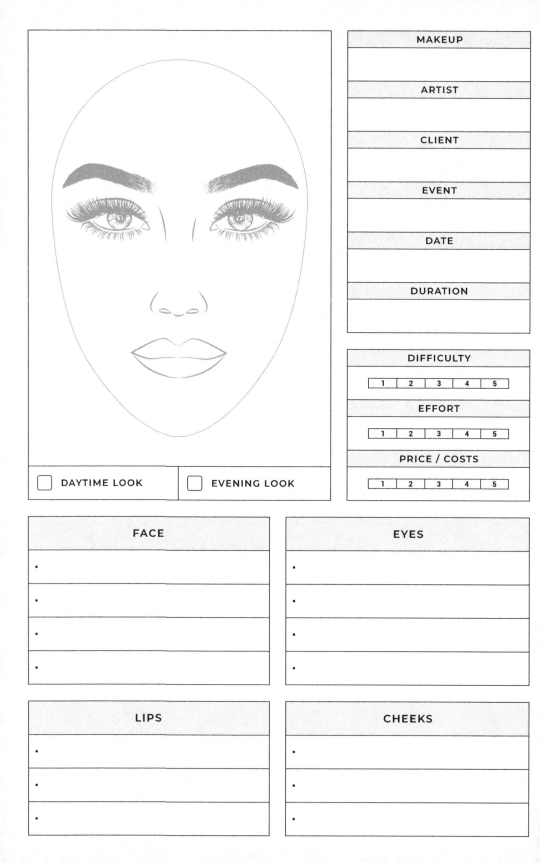

MAKEUP

ARTIST

CLIENT

EVENT

DATE

DURATION

DIFFICULTY				
1	2	3	4	5

EFFORT				
1	2	3	4	5

PRICE / COSTS				
1	2	3	4	5

☐ DAYTIME LOOK　　☐ EVENING LOOK

FACE
-
-
-
-

EYES
-
-
-
-

LIPS
-
-
-

CHEEKS
-
-
-

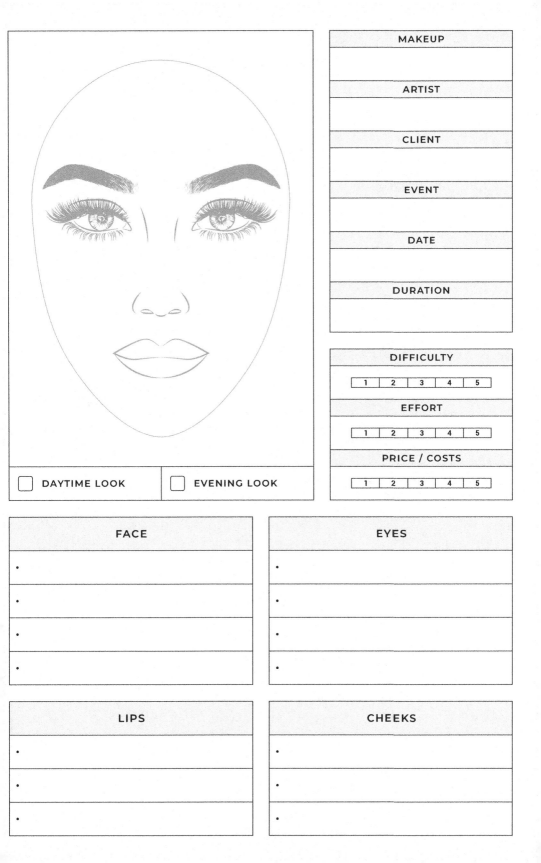

MAKEUP

ARTIST

CLIENT

EVENT

DATE

DURATION

DIFFICULTY

| 1 | 2 | 3 | 4 | 5 |

EFFORT

| 1 | 2 | 3 | 4 | 5 |

PRICE / COSTS

| 1 | 2 | 3 | 4 | 5 |

☐ DAYTIME LOOK   ☐ EVENING LOOK

FACE

-
-
-
-

EYES

-
-
-
-

LIPS

-
-
-

CHEEKS

-
-
-

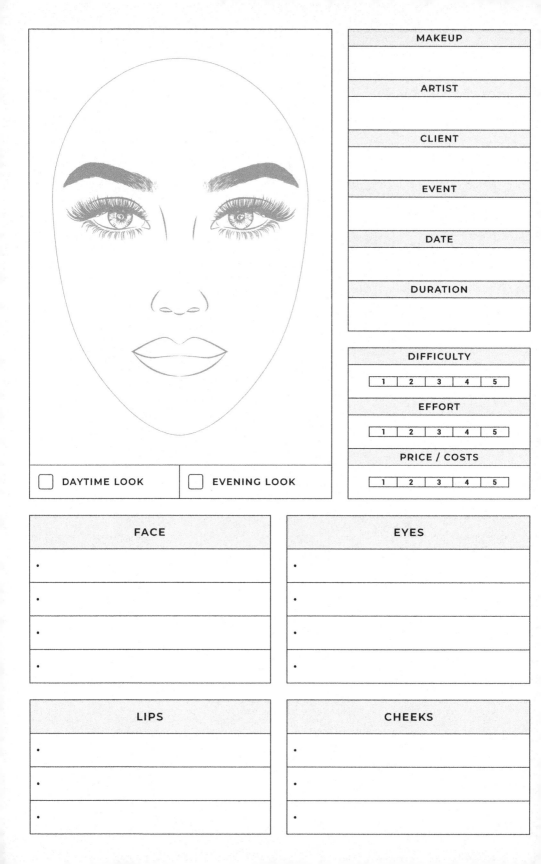

MAKEUP

ARTIST

CLIENT

EVENT

DATE

DURATION

DIFFICULTY

| 1 | 2 | 3 | 4 | 5 |

EFFORT

| 1 | 2 | 3 | 4 | 5 |

PRICE / COSTS

| 1 | 2 | 3 | 4 | 5 |

☐ DAYTIME LOOK   ☐ EVENING LOOK

FACE

-
-
-
-

EYES

-
-
-

LIPS

-
-
-

CHEEKS

-
-
-